Natalia Zamora-Martínez
Leda Pedelini-Gassman

Perspectivas éticas de los tratamientos de Reproducción Asistida

Natalia Zamora-Martínez
Leda Pedelini-Gassman

Perspectivas éticas de los tratamientos de Reproducción Asistida

Una revisión en mujeres solteras

PUBLICIA

Imprint

Cover image: www.ingimage.com

Publisher:
PUBLICIA
is a trademark of
International Book Market Service Ltd., member of OmniScriptum Publishing Group
17 Meldrum Street, Beau Bassin 71504, Mauritius
Printed at: see last page
ISBN: 978-620-2-43250-4

PERSPECTIVAS ÉTICAS DE LOS TRATAMIENTOS DE REPRODUCCIÓN ASISTIDA.

Una Revisión en Mujeres Solteras.

Natalia Zamora Martínez, Leda Pedellini Gassman

RESUMEN

Existe un número de mujeres heterosexuales solteras que eligen convertirse en madres sin la participación de un padre, optando por la inseminación de donantes. El presente trabajo pretende identificar las características demográficas y las motivaciones que llevan a la mujer a tomar la decisión de ser madre soltera a través de técnicas de reproducción asistida (TRA) con donación y reflexionar sobre sus experiencias, relaciones familiares y los dilemas éticos que se desprenden de ellas.

Se llevó a cabo una búsqueda sistemática de la literatura científica en las bases de datos electrónicas, así como a través de fuentes manuales.

Los criterios de inclusión fueron estudios originales de investigación empírica (con metodología cuantitativa, cualitativa o mixta), que evalúan mujeres solteras sin pareja conocida que tomaron la decisión de realizarse el TRA para concebir un hijo.

Las mujeres solteras que acceden a TRA presentan un perfil sociodemográfico concreto y una situación económica estable, siendo su motivación principal el fuerte deseo de ser madre. Las experiencias y las relaciones que se establecen con el niño son positivas y los niños se adaptan de manera adecuada. La mayoría de las mujeres revelan los orígenes a sus hijos durante la infancia temprana.

Los resultados de este trabajo sirven como punto de partida para identificar los desafíos bioéticos que surgen en madres solteras que acceden a TRA

Palabras clave: madre soltera, madre soltera por elección, técnicas de reproducción asistida, bienestar del niño.

ABSTRACT

There has been a growing increase in the number of single heterosexual women who actively choose to become mothers without the involvement of a male figure, opting for donor insemination instead. The aim of this work is to analyze the demographic characteristics and motivations that lead women to make the decision to be single mother through assisted reproductive techniques (ART) with donation and reflect on their experiences, family relationships and the ethical issues that arise from this decision.

Electronic database search and hand search was performed. Inclusion criteria were original research studies (with quantitative, qualitative or mixed methodology) reporting data of single women that decided to conceive a child through ART.

Single women who conceive through ART have a specific sociodemographic profile and a stable economic situation, their main motivation being the strong desire to be a mother. Their experiences and mother-child relationships are positive, and the children adapt appropriately. Most women reveal the genetic origins to their children during early childhood.

The visibility of the new family types, such the one formed by single mothers, enrich the ethical debate around ART.

KEYWORDS: single women, solo mother, assisted reproduction techniques, child welfare.

Índice de Capítulos

Abreviaturas, acrónimos y siglas

ADN Ácido desoxiribonucleico

ART: assisted reproductive techniques

CASP: Clinical Appraisal Skills Program

DECS: descriptores en Ciencias de la Salud.

EIM: Consorcio Europeo de Seguimiento de FIV

ESHRE: European Society of Human Reproduction and Embriology

FDA: Food and Drugs Administration

FIV: fecunación *in vitro*

FIVD: fecuntación *in vitro* con donación

IA: inseminación artificial

IAD: inseminación artificial con donación

IFFS: Federación Internacional de Sociedades de Fertilidad

MeSH: Medical Subject Heading

MSPE: madres solteras por elección

NOW: National Organization for Women

ONU: organización de las naciones unidas

PRISMA: Preferred Reporting Items for Systematic Reviews and Meta-Analyses

RCT: randomized controlled trial

SEF Sociedad Española de Fertilidad

TRA: técnicas de reproducción asistida

vs: versus

GENERALIDADES

Las prácticas reproductivas se han modificado sustantivamente en los últimos años gracias a las tecnologías reproductivas de alta eficacia como la "reproducción asistida", introduciendo la posibilidad que en este proceso no medie el intercambio sexual. Es por ello por lo que, en la actualidad, no solamente se permite el acceso a familias heterosexuales que presentan problemas de infertilidad, sino que se abre un nuevo campo para que familias homosexuales o mujeres solteras puedan optar a este tipo de tratamientos, formando, de este modo, nuevos modelos de familia.

La visibilidad de los nuevos estilos de relaciones familiares, a pesar de la persistencia de modelos legales centrados en la familia convencional, complejizan y enriquecen el debate ético en torno a las TRA.

El reconocimiento de uniones de hecho trae a la legalidad la práctica de tener dos mamás o dos papás; y las demandas por el reconocimiento legal de formas diversas de convivencias en las sociedades occidentales introducen múltiples formas de relación con progenitores no biológicos (Güezmes, 2010). Sin embargo, los requisitos de pareja y sexualidad representan un aspecto socialmente relevante de la regulación legal de la reproducción asistida, ya que rigen el acceso a los tratamientos. De hecho, el matrimonio es un requisito para el tratamiento con TRA en muchos países, que se ve reflejado en que solo 10 de 22 países europeos, junto con India y EE. UU., permiten que personas solteras utilicen los servicios TRA (Calhaz-Jorge et al., 2020).

Si bien las principales cuestiones éticas sobre la provisión de TRA para mujeres solteras se han centrado en el bienestar del niño, las políticas dispares entre países resultan en un acceso desigual de la madre soltera a un tratamiento de TRA. Por lo tanto, otra consideración ética para tener en cuenta es el concepto de los derechos reproductivos dentro del campo de las libertades individuales.

En algunos países, frente a la demanda creciente de mujeres solteras, se crean una serie de regulaciones para excluir discriminatoriamente a estas personas al acceso a las TRA (Calhaz-Jorge et al., 2020; Güezmes, 2010; Prag & Mills, 2017). Así, en los argumentos éticos a favor y en contra de la TRA en la mujer soltera intervienen los principios de equidad, de no discriminación y de autonomía reproductiva.

La toma de decisiones con respecto a la TRA no puede separarse de los principios éticos ni de las consideraciones sociales, políticas y filosóficas. Como señalaron Mladovsky y Sorenson (Mladovsky & Sorenson, 2010), muchas preocupaciones con respecto a los costos, los efectos y la seguridad de la TRA plantean preguntas más complejas sobre lo que significa para la sociedad tener hijos.

Esta revisión pretende integrar el conocimiento actual sobre las motivaciones y experiencias respecto a la decisión de ser madre soltera a través de técnicas de reproducción asistida (TRA), las relaciones que se establecen entre madre-hijo y las actitudes que se establecen hacia la revelación de orígenes, a fin de identificar dilemas éticos den torno a las TRA en mujeres solteras, en un marco social y político.

CAPÍTULO 1.

MADRES SOLTERAS DE ELECCIÓN, UN NUEVO TIPO DE FAMILIA.

En los últimos tiempos ha habido un aumento creciente en el número de mujeres heterosexuales solteras que eligen activamente convertirse en madres sin la participación de un padre, optando, en su lugar, por la inseminación de donantes (Bos, H. & van Balen, 2010).

En su extensa revisión, Weinraub et al. (2002) identificaron un subgrupo de mujeres dentro de la categoría de madre soltera (mucho más amplia), a la que se referían como "madres solteras por elección" (MSPE). Otros autores también las han llamado "solo mothers" (Golombok, 2005). Dentro de esta categoría se encuentran principalmente mujeres solteras sin pareja de clase media-alta de procedencia europea-americana que suelen estar en sus entrados treinta años (Jadva et al., 2009b).

A pesar de que las técnicas de reproducción asistida (TRA) se ofrecen principalmente a parejas heterosexuales (casadas o en una relación estable) que presentan problemas de fertilidad, consideradas el "núcleo familiar" o las familias "convencionales", existe un número creciente de demanda de otro tipo de familias consideradas como "no convencionales", entre las que se encuentran las mujeres solteras o personas con otras inclinaciones sexuales, incluyendo parejas homosexuales femeninas, masculinas y, más recientemente, hombres y mujeres transexuales. Estos casos plantean cuestiones éticas con respecto al acceso a este tipo de técnicas cuando no hay indicación de tipo médico y algunos de estos casos, como el de las personas transexuales, pueden ser especialmente controvertidos (De Wert et al., 2014)

1.1. TRA Y DONACIÓN DE GAMETOS: PUNTO DE PARTIDA PARA NUEVOS MODELOS FAMILIARES.

La aparición de la fecundación *in vitro* hace ya más de treinta años, revolucionó el enfoque del tratamiento de la infertilidad y la esterilidad, y propició el desarrollo de varias técnicas derivadas y complementarias, que han mejorado la eficacia de la fecundación *in vitro* convencional, y que a la vez han permitido ampliar extraordinariamente el conocimiento sobre las causas de la esterilidad humana (Sociedad Española de Reproducción Asistida, 2011).

Según la Sociedad Española de Fertilidad, durante los últimos años se ha registrado un creciente aumento de la demanda de servicios asistenciales en relación con este problema, lo que se debe probablemente a tres factores fundamentales:

1. La población con problemas de fertilidad tiende a consultar más frecuentemente, gracias a la mayor accesibilidad de servicios altamente especializados y a una creciente confianza en su eficacia.

3. La perspectiva vital de las mujeres de las sociedades desarrolladas se ha transformado profundamente en los últimos años. Este cambio en las expectativas de la mujer se ha traducido en su incorporación al mundo laboral, lo que ha generado consecuencias personales de indudable trascendencia reproductiva: retraso en el establecimiento de uniones personales estables, uso de anticonceptivos para retrasar las gestaciones e incremento de la denominada «edad reproductiva social».

3. Con los cambios sociales (mayor igualdad del hombre y la mujer, acceso de la mujer al mundo laboral, proliferación de otro tipo de ideologías, mayor acceso a la educación, etc.), la sociedad se hace más flexible y plural, lo que fomenta la aparición de nuevas estructuras familiares, en muchos casos posibles gracias a las técnicas reproductivas. Así, se encuentra un incremento en la demanda de TRA de mujeres sin pareja masculina, bien sea de parejas homosexuales o bien de mujeres que desean afrontar la maternidad de forma individual.

La inseminación con semen de donantes anónimos (IAD) ha sido una técnica de reproducción asistida (TRA) ampliamente utilizada durante muchas décadas (Zuzuarregui et al., 2004) siendo empleada principalmente en casos de factor de infertilidad masculina grave y en mujeres sin pareja masculina (mujeres homosexuales o solteras) (Landau, Weissenberg, & Madgar, 2008; Rawe et al., 2000; Viloria et al., 2011; Weissenberg, Landau, & Madgar, 2007). Por otro lado, se puede recurrir a la donación de ovocitos en aquellos casos en los que los ovocitos de la mujer no ofrecen la calidad suficiente para conseguir un embarazo, se han agotado o se es portadora de una alteración genética o cromosómica (Bos & van Balen, 2010)

Como se ha comentado previamente, la infertilidad ha aumentado en los últimos años, una tendencia que podría deberse al cambio de estilo de vida en las sociedades desarrolladas (Viloria et al., 2011) La cobertura mediática de nuevos avances relacionados con los TRA y con la donación de gametos ha permitido a las personas tener una mejor conciencia de las opciones terapéuticas, que no solamente servirían para tratar los problemas de fertilidad de las parejas heterosexuales sino que abren una nueva vía que propicia la aparición de nuevas estructuras familiares, como es el caso de mujeres solteras o de parejas homosexuales (Viloria et al., 2011)

En este sentido, el tratamiento de reproducción asistida mediante donación de esperma permite no sólo que las parejas heterosexuales infértiles puedan tener descendencia, sino que también facilita que las parejas del mismo sexo y las mujeres solteras puedan formar una familia (Bos & van Balen, 2010; De Wert et al., 2014; Schrijvers et al., 2019). Cuestión aparte, la inseminación mediante donación es también actualmente la técnica más común para lograr el embarazo entre mujeres homosexuales que deciden tener hijos biológicos propios (Bos & van Balen, 2010). Sin embargo, todavía hay prejuicios sociales y preconcepciones con respecto a la donación de espermatozoides para estos fines (Viloria et al., 2011)

1. 2. CAMBIOS SOCIALES Y ADAPTACIÓN DE LA SOCIEDAD.

La infertilidad no sólo es un problema médico, sino que se puede considerar también como un problema de índole social en la medida que la sociedad estigmatiza a las mujeres sin hijos (incluso a las que eligen no tenerlos), y tipifica la infertilidad como problema (Rivas, 2011).

Desde 1978, año en que nació Louise Brown en Inglaterra como la primera persona producto de la fecundación *in vitro* (FIV), la comunidad internacional y el movimiento feminista han tenido diferentes posturas sobre lo que estas técnicas podrían significar tanto para la sociedad como para las mujeres. Un sector considera a las TRA como un progreso en lo relativo a la liberación de la mujer en tanto que podrían permitir, por un lado, cuestionar el sistema familiar tradicional al interpelar los modelos de parentesco y filiación y, por otro lado, diferenciar entre sexualidad y procreación (Güezmes, 2010)

El concepto tradicional de relación entre sexo y reproducción, que regía en el siglo XIX, se rompe a partir de los años 70 gracias a los cambios sociales y, el nuevo enfoque de género y las nuevas tecnologías reproductivas.

Entre las demandas de la agenda feminista de principios del siglo XX, además de la lucha por el voto, se reivindicó el derecho a aceptar o rechazar reproducirse, es decir, la maternidad voluntaria como un derecho intrínseco de la mujer en el respeto a su autonomía.

En 1967, la Food and Drugs Administration de América (FDA) permite la comercialización y consumo de la píldora anticonceptiva. A partir de ahí, las mujeres podían al fin controlar la prevención del embarazo por sí mismas, sin tener que recurrir a ayuda externa para este fin. A partir de entonces, el acto sexual ya no va a ser sinónimo de reproducción.

En este sentido, la década de los 70 marcó el inicio de un nuevo período que significó el fin del rol reservado a las mujeres hasta entonces, donde el sexo y la reproducción eran incompatibles y contrapuestos. El feminismo irrumpe como un movimiento organizado. Durante esa etapa la organización NOW (National Organization for Women) surgió en 1966 con el fin de promover la acción política para la igualdad.
Frente a esta postura se sitúan los grupos de mujeres que expresan su rechazo total afirmando que la procreación técnicamente asistida transforma la reproducción en un producto de mercado al servicio del sistema económico. Además, afirman que podrían contribuir al fomento de políticas eugenésicas, racistas e incluso sexistas, que podrían acabar volviéndose contra la propia mujer (Güezmes, 2010)
En España, los cambios producidos en la estructura y morfología familiar ocurridos en los últimos 30 años han permitido su aproximación a los países más avanzados en comportamientos y relaciones familiares. Estos cambios han supuesto la pérdida de hegemonía de la "familia tradicional" entendida como nuclear, biparental, heterosexual, autoritaria y asimétrica en la distribución sexual de los roles y la llegada de la coexistencia con otras formas familiares hasta ahora socialmente estigmatizadas (Rivas, 2011). Según Rivas et al. (2011), lo que hace de la pluralidad familiar un hecho relevante como indicador del cambio social no es su novedad, sino la admisión de su "normalidad" por el conjunto de la sociedad.

CAPÍTULO 2.

LEGISLACIÓN Y REGULACIÓN DE LAS TRA EN MUJERES SOLTERAS.

La legislación y las regulaciones relativas a las tecnologías reproductivas varían, y mucho, entre países. La Federación Internacional de Sociedades de Fertilidad (IFFS) proporciona información sobre las directrices, reglamentos y cobertura de seguros sobre TRA en sus "Informes Trienales de Vigilancia", que se han publicado desde 1999 (Präg P., Mills M.C., 2017).
Podemos hablar de tres tendencias generales: a) aquellos países que tienen marcos de regulación como en el marco europeo, donde los TRA están regulados por ley b) países que optan por una política de no regulación, donde los problemas se resuelven mediante la jurisprudencia, o directrices voluntarias y no a través de legislación preexistente, como en el caso de EEUU, India o Japón y c) países que no consideran que las TRA sean un problema de la política y, por lo tanto, presentan un alto (y hasta absoluto) grado de desregulación. Esta es la característica fundamental de la región de Latinoamérica. (Prag & Mills, 2017)
Ligado a este hecho, las opciones de financiación por parte de fondos públicos son diversas y van desde países que no financian ninguna forma de TRA hasta aquellos que las financian por completo. Como opciones intermedias están los que subsidian las tecnologías de baja complejidad, como la inseminación artificial, o aquellos que se limitan a subsidiar a las personas que nunca han tenido hijos, o comprenden exclusiones de edad o de situación civil (mujeres solteras) (Präg P., Mills M.C., 2017; Calhaz-Jorge, 2020).

Los requisitos de pareja y sexualidad representan un aspecto relevante de las políticas de regulación de TRA entre países. En general, los países son algo más restrictivos en sus normas con respecto a las mujeres solteras que quieren someterse a TRA de forma independiente. En 2014, únicamente 10 de 22 países europeos analizados, junto con la India y los EE.UU., permitían a las mujeres solteras utilizar estos servicios (Präg P., Mills M.C., 2017).

Si analizamos los datos recopilados por el Consorcio Europeo de Seguimiento de FIV (EIM) de la Sociedad Europea de Reproducción Humana y Embriología (ESHRE) actualizados a diciembre de 2018, podemos encontrar que únicamente en cinco países (de un total de 43) se permite el acceso a mujeres solteras a las TRA por ley. Sin embargo, la mayoría de los países se encuentran en un lugar intermedio, con un total de 30 que ofrecen tratamientos a mujeres solteras (Calhaz-Jorge et al., 2020). A pesar de ello, en muchos otros países europeos, las mujeres solteras no presentan las mismas oportunidades. En Albania, Austria, algunas zonas de Alemania, República Checa, Francia, Italia, Lituania, Noruega, Polonia, Eslovaquia, Eslovenia, Suiza y Turquía la ley no aprueba la fertilización asistida de mujeres solteras (Calhaz-Jorge et al., 2020). Las mujeres solteras que optan por la maternidad en estos países han de viajar al extranjero para evadir la legislación restrictiva en su país de origen. Esto genera en muchos casos que aparezca el llamado turismo reproductivo o, como algunos expertos prefieren, la atención reproductiva transfronteriza (Jacobsen, K. S. & Dahl, 2017). En el caso de Noruega, por ejemplo, aunque el tratamiento de tecnología de reproducción asistida esté prohibido para mujeres solteras, estas mujeres sí tienen derecho a recibir ayuda y asistencia durante el embarazo, el parto y el posparto (Jacobsen, Kristine Selvik, Vik, & Dahl, 2020), dando lugar a que la atención materna se comparta entre dos países y sistemas médicos diferentes, el del país donde se somete al TRA y el país donde se les realiza el seguimiento. Esta práctica compartida se denomina "cuidado reproductivo transfronterizo" y genera un desafío, cada vez mayor, en los servicios sanitarios de toda Europa (Jacobsen et al., 2020; Pennings et al., 2008)

2.1 EL CASO DE ESPAÑA, MARCO LEGAL Y DERECHO DE LAS PERSONAS A RECIBIR TRA

En España, los cambios producidos en los últimos 30 años se han ido plasmando en los discursos políticos más progresistas y en los cambios legislativos relacionados con la familia, el matrimonio y la filiación (Rivas et al., 2011).

Entre estas leyes que han ayudado a este proceso de transformación se destacan:

1. La legalización de los métodos anticonceptivos mediante modificación del artículo 416 del Código Penal el 7 de octubre de 1978[1], por el que se legalizó la píldora como método anticonceptivo en España. Su despenalización supuso un importante paso en el proceso de normalización de la situación de la mujer y de las familias españolas, gracias a la separación entre sexualidad y procreación.

[1] Real Decreto 3033/1978, de 15 de diciembre, por el que se desarrolla la Ley 45/1978, de 7 de octubre, por la que se modifican los artículos 416 y 343 bis del Código Penal (BOE-A-1978-31079)

2. Ley de reforma del Código Civil del 13 de mayo de 1981[2] en materia de filiación, patria potestad y régimen económico del matrimonio, que anulaba la distinción entre hijos legítimos e ilegítimos, equiparándolos en sus derechos.

3. Ley del 8 de julio de 2005[3] por la que se modifica el reglamento del Registro Civil para eliminar la obligación de anotar el nombre del padre (real o ficticio) en todo registro de nacimiento. Esto contribuye a preservar la intimidad de las madres solteras que no quieran dejar constancia del nombre del otro progenitor, sin vínculos de filiación salvo los biológicos.

4. Las leyes sobre reproducción asistida, entre las que se encuentran: la ley 35/1988, del 22 de noviembre sobre técnicas de reproducción asistida[4]; la ley 45/2003 del 21 de noviembre por la que se modifican los artículos 4 y 11 de la Ley 35/1988, de 22 de noviembre, sobre Técnicas de Reproducción Asistida[5] y la ley 14/2006, de 26 de mayo sobre técnicas de reproducción humana asistida[6].
Las leyes 35/1988, de 22 de noviembre y 45/2003 de 21 de noviembre fueron derogadas tras la aparición de la posterior ley (14/2006, 26 de mayo).

La legislación española, en el artículo 6, dentro del Capítulo II de la ley (14/2006 de 26 mayo), sobre técnicas de reproducción humana asistida, se perfilan los usuarios de que pueden recibir las diferentes técnicas.
Algunas de las consideraciones más relevantes respecto a la liberalización de la mujer son las siguientes: toda mujer mayor de 18 años y con plena capacidad de obrar podrá ser receptora o usuaria de las técnicas reguladas en esta Ley, siempre que haya prestado su consentimiento escrito a su utilización de manera libre, consciente y expresa. La mujer podrá ser usuaria o receptora de las técnicas reguladas en esta Ley con independencia de su estado civil y orientación sexual.

---

[2] Ley 11/1981, de 13 de mayo, de modificación del Código Civil en materia de filiación, patria potestad y régimen económico del matrimonio (BOE-A-1981-11198).
[3] Ley 15/2005, de 8 de julio, por la que se modifican el Código Civil y la Ley de Enjuiciamiento Civil en materia de separación y divorcio (BOE-A-2005-11864)
[4] Ley 35/1988, de 22 de noviembre, sobre Técnicas de Reproducción Asistida (BOE-A-1988-27108). Actualmente derogada.

[5] Ley 45/2003, de 21 de noviembre, por la que se modifica la Ley 35/1988, de 22 de noviembre, sobre Técnicas de Reproducción Asistida (BOE-A-2003-21341). Actualmente derogada.

[6] Ley 14/2006, de 26 de mayo, sobre técnicas de reproducción humana asistida (BOE-A-2006-9292).

Todos estos cambios y modificaciones en las leyes han potenciado la libertad de los sujetos en la configuración de sus proyectos familiares. Este es el caso de las madres solteras que han podido optar por un proyecto familiar en solitario, de manera deliberada, a través de la adopción internacional o de la reproducción asistida (Rivas et al., 2011).

CAPÍTULO 3.

RELACIONES FAMILIARES, CRIANZA Y ADAPTACIÓN DEL NIÑO.

El modelo genético-biologístico que asocia la sexualidad con la reproducción, la reproducción con las relaciones heterosexuales, las relaciones heterosexuales con el matrimonio, el matrimonio con la familia y la familia con el modelo nuclear de clase media depende de una cadena de significaciones que han quedado obsoletas por los desarrollos en los procesos reproductivos (Bravo-Moreno, 2019).

En este sentido, si la biología desafía las antiguas estructuras religiosas, podemos decir que las nuevas tecnologías desafían los mandatos que la biología describe como naturales. Las nuevas tecnologías reproductivas desafían los valores familiares tradicionales, que se justifican en explicaciones biológicas sobre la función de los hombres y mujeres, creando nuevas formas de paternidad no genética, también llamada "paternidad social". El uso de estas tecnologías reproductivas ha hecho posible que la descendencia pueda tener un vínculo genético con uno de los padres (padre genético) pero no con el otro (padre social) (Bos, 2010, Dupuy, 2011).

También se argumenta que los niños que saben que no están genéticamente relacionados con uno de sus padres pueden tener conflictos de identidad sobre sí mismos, y que podrían buscar sus raíces biológicas (Bos & van Balen, 2010; Schrijvers et al., 2019)

En contra de esta afirmación, la mayoría de las madres y padres cuyos hijos han sido concebidos a través de la donación de material genético coinciden en que la relación que construyen con sus hijos es incluso más importante que el mero vínculo genético. Según esta visión, no sería necesario compartir material genético para poder ser una buena madre o padre y para formar una intensa relación psicológica y emocional con el niño (Bravo-Moreno, 2019)

3.1 EL BIENESTAR DEL NIÑO

Existe un fuerte consenso de que el bienestar del niño es de vital importancia dentro del contexto de facilitar el acceso a recibir tratamientos de reproducción asistida. Sin embargo, la forma en que este criterio se hace operativo difiere ampliamente. Esto se debe, en gran medida, al hecho de que se están utilizando diferentes estándares de evaluación. La familia tradicional, heterosexual y nuclear se utiliza a menudo como el "gold estándar" (ESHRE Task Force on Ethics and Law including et al., 2007). Como consecuencia, cuando los niños concebidos a través de otros tipos de familia considerados "no estándar" no presentan el mismo nivel de bienestar que el grupo control ("gold estándar"), esas familias se clasifican automáticamente como inferiores y quedan descalificadas.

En este sentido, el comité de ética de la Sociedad Americana de Reproducción Asistida afirma que muchas personas que se oponen al acceso a TRA a personas solteras o parejas homosexuales lo hacen por la preocupación del bienestar de futuro niño, argumentando que el mejor entorno de crianza para un niño es una familia casada formada por dos personas heterosexuales, siendo reacios a ayudar o facilitar cualquier TRA en otros tipos familiares (Amer Soc Reprod Med, 2013; Amer Soc Reproductive Med, 2006)

De hecho, aunque se demostrara que los niños (en algunos tipos de familias atípicas) tuvieran una calidad de vida algo más baja, eso no significa que su calidad de vida sea inaceptable. Por tanto, la preocupación no debería ser si un tipo de familia o un tipo de padre es mejor que otro, sino que se debería determinar qué futuros padres y familias podrían conllevar un alto riesgo de daño severo a los futuros niños ("high risk of serious harm") (ESHRE Task Force on Ethics and Law including et al., 2007)

Con respecto a las mujeres solteras que solicitan TRA, existe preocupación de que una parte de estas solicitantes puedan vivir en circunstancias de aislamiento social y/o tengan rasgos de personalidad que puedan suponer un alto riesgo de daño severo a los futuros niños (De Wert et al., 2014) Otra preocupación que existe, con respecto a las madres solteras, es que criar a un hijo sin el apoyo de una pareja podría generar una situación de estrés para la madre y, por lo tanto, podría tener una influencia negativa en el ajuste psicológico del niño (Bos & van Balen, 2010).

CAPÍTULO 4.

LA CONTROVERSIA EN LA REVELACIÓN DE ORÍGENES.

Dentro de la literatura científica sobre las familias que han recurrido a la donación de gametos para concebir a sus hijos/as, el tema de la revelación de los orígenes se refiere a dos cuestiones distintas: la facilitación del acceso a la identidad de los donantes y el descubrimiento de la manera en que los hijos/as han sido concebidos. Obviamente, ambos aspectos están interrelacionados, pues no tiene sentido hablar de identificar a los donantes si previamente los hijos/as desconocen que han sido concebidos mediante donación de gametos (Jociles-Rubio, Maria Rivas-Rivas, & Poveda-Bicknell, 2014) Como se ha visto, en algunos países, los donantes de semen empezaron siendo anónimos, pero en las últimas décadas el anonimato ha sido reemplazado, gradualmente, por la donación de semen de donante conocido (Schrijvers et al., 2019) mientras que, en otros países, la donación sigue siendo anónima. Este hecho hace que, en ocasiones, la concepción e identificación del donante siga estando rodeada de secretismo en la propia familia, hacia los amigos y, hacia los niños concebidos a través de esta técnica.

Podría decirse que existe una gran preocupación respecto a que los padres no informen al niño sobre las circunstancias que rodearon a su concepción. Tales situaciones podrían amenazar la comunicación entre los miembros de la familia, teniendo así un efecto negativo en el desarrollo psicológico del niño, dividiendo a la familia entre aquellos que conocen (padres) y aquellos que no (el niño) (Bos & van Balen, 2010; Bos, H. M., van Balen, & van Den Boom, D C, 2004)

Los estudios que han analizado este hecho hacen una clara distinción entre parejas heterosexuales y el resto de los tipos familiares. Esta separación se basa en el hecho de que las parejas heterosexuales —a diferencia de las familias solteras, homosexuales o de gestación subrogada— tienen un padre y una madre en el hogar, lo que significa que el niño y la sociedad en general son menos propensos a cuestionar los orígenes de la concepción del niño (Indekeu et al., 2013)

4.1 SENTIMIENTOS DEL NIÑO: EN BUSCA DE UNA IDENTIDAD

El actual debate social sobre los niños concebidos a través de donación que buscan a sus padres o madres biológicos muestra que, independientemente del tipo de familia de

la que vengan, los niños sienten el deseo de obtener información clara sobre sus orígenes genéticos (Ilioi, Blake, Jadva, Roman, & Golombok, 2017). De hecho, la frase "blood is thicker than water" empleada tanto en Europa como en Estados Unidos, sugiere que las relaciones biológicas son fundamentales para tener una buena configuración de identidad y concepción de la idea de familia (Bravo-Moreno, 2019)
En general, los hijos concebidos a través de donación suelen tener inquietudes similares respecto a temas relacionados con el deseo de recibir información veraz acerca de sus orígenes, poder establecer contacto con otras personas que se encuentran en su misma situación, incluso entre sus hermanos genéticos y el deseo de recibir asesoramiento y orientación por parte de profesionales expertos en la materia (Indekeu et al., 2013)
Sin embargo, Smart (2002) argumenta que la genética no importa a los niños, lo que les importa es que en sus hogares los adultos les proporcionen amor y seguridad. Para ellos, la calidad de las relaciones familiares y la provisión de seguridad emocional y material es lo que tiene un significado mucho más importante.

En España, al mismo tiempo que el artículo 5 de la Ley 14/2006 sobre Técnicas de Reproducción Asistida, garantiza el anonimato de los donantes, esta legislación no dice nada acerca de revelar o no a los hijos/as la manera en que han sido concebidos. Así, cabe guardar el secreto pues deja esta decisión a la voluntad de los padres (Baccino, 2012)

Ahora bien, si en España se da esa opción, ¿de qué depende, entonces, que se opte por la revelación o el secreto?, ¿cuáles son los elementos objetivos y subjetivos que intervienen en la toma de decisiones a este respecto? (Jociles-Rubio et al., 2014)

CAPÍTULO 5.

MARCO LEGAL Y DERECHOS DEL DONANTE Y DEL NIÑO.

Las leyes de los diferentes países han sufrido cambios legislativos generalizados respecto al tipo de donación (anónima o no) que los usuarios pueden recibir (Zadeh, S., Freeman, & Golombok, 2016b)
En algunos países, como en el Reino Unido, Suecia, Austria, Suiza, los Países Bajos, Nueva Zelanda, Noruega, los territorios australianos de Australia Occidental y Victoria, Islandia o Estados Unidos, la identidad del donante está disponible para que el niño pueda acceder a esta información al alcanzar la edad de 18 años (Goldberg & Scheib, 2015; Jociles-Rubio et al., 2014) En el Reino Unido, por ejemplo, la transición de la donación anónima al conocimiento de la identidad del donante tuvo lugar en 2005 (Goldberg & Scheib, 2015).

En España, la donación sigue siendo anónima. En el artículo 5 dentro del Capítulo II de la ley (14/2006 de 26 mayo), sobre técnicas de reproducción humana asistida se explican los aspectos relacionados con los donantes y con los contratos de donación.
Algunas de las consideraciones más relevantes para nuestro tema son las siguientes: (1) La donación de gametos y preembriones para las finalidades autorizadas por esta Ley es un contrato gratuito, formal y confidencial concertado entre el donante y el centro autorizado. (2) La donación nunca tendrá carácter lucrativo o comercial. (3) Los donantes deberán tener más de 18 años, buen estado de salud psicofísica y plena capacidad de obrar. (4) La donación será anónima y deberá garantizarse la confidencialidad de los datos de identidad de los donantes por los bancos de gametos, así como, en su caso, por los registros de donantes y de actividad de los centros que se constituyan. (5) Los hijos nacidos tienen derecho por sí o por sus representantes legales a obtener información general de los donantes que no incluya su identidad. Igual derecho corresponde a las receptoras de los gametos y de los preembriones. Sólo excepcionalmente, en circunstancias extraordinarias que comporten un peligro cierto para la vida o la salud del hijo o cuando proceda con arreglo a las leyes procesales penales, podrá revelarse la identidad de los donantes, siempre que dicha revelación sea indispensable para evitar el peligro o para conseguir el fin legal propuesto. Dicha revelación tendrá carácter restringido y no implicará en ningún caso publicidad de la identidad de los donantes. El número máximo autorizado de hijos nacidos en España que hubieran sido generados con gametos de un mismo donante no deberá ser superior a seis.

Otra consideración importante, recogida también en el artículo 6 de Capítulo II respecto a la aplicación de las técnicas de reproducción asistida, menciona que la elección del donante de semen sólo podrá realizarse por el equipo médico que aplica la técnica, que deberá preservar las condiciones de anonimato de la donación. En ningún caso podrá seleccionarse personalmente el donante a petición de la receptora. En todo caso, el equipo médico correspondiente deberá procurar garantizar la mayor similitud fenotípica e inmunológica posible de las muestras disponibles con la mujer receptora.

CAPÍTULO 6.

CONSIDERACIONES Y DILEMAS DESDE EL PUNTO DE VISTA DE LOS PRINCIPIOS BIOÉTICOS.

6.1 PRINCIPIO DE AUTONOMÍA

6.1.1 DERECHOS INDIVIDUALES DE LAS PERSONAS

Tradicionalmente, el derecho a la reproducción se ha concedido sólo a parejas (casadas) heterosexuales. Sin embargo, esta visión exclusiva es, cuanto menos, problemática. En primer lugar, porque los derechos se deben conceder de manera individual y, por tanto, la reproducción es un elemento importante de la autonomía (individual) de las personas y se debería incluir el acceso a la misma a todo tipo de personas, como es el caso de mujeres solteras. En este sentido, la libertad de procreación consiste en el derecho individual a tener o evitar tener hijos (Nuñez, 2017; Peterson, 2005)

Parece existir un apoyo cada vez mayor de los derechos (reproductivos) de todos los ciudadanos como personas individuales. Desde el punto de vista de los derechos humanos, el peso recaería en aquellos que niegan que determinados grupos de personas, como las mujeres solteras, tengan derecho a reproducirse. (De Wert et al., 2014; ESHRE Task Force on Ethics and Law et al., 2011)
Hablando de derechos, la distinción entre derechos negativos y positivos es importante. Los derechos negativos consisten en derechos de libertad, e implican que terceras personas, en principio, no deben intervenir en las elecciones individuales. El derecho de la libertad de reproducción significa, por ejemplo, que la aplicación de la esterilización forzada a una persona (competente) está injustificada. En segundo lugar, un derecho positivo es un derecho de demanda, es decir, un derecho de una persona a obtener ayuda de otros para lograr objetivos particulares. En el ámbito reproductivo, esto significa, por ejemplo, que las personas infértiles tienen derecho a la reproducción asistida independientemente del estado social en el que se encuentren (De Wert et al., 2014)

6.1.2 OBJECIÓN DE CONCIENCIA Y DESOBEDIENCIA CIVIL

Por otro lado, está claro que, frente a estos derechos, los profesionales pueden presentar objeciones. La autonomía profesional tiene varias dimensiones, incluyendo, primero, la objeción de conciencia, y, en segundo lugar, la desobediencia civil.

El respeto por la conciencia de los médicos es un principio importante en medicina Esto incluye objeciones de conciencia de médicos individuales para proporcionar acceso a la reproducción asistida a determinado tipo de solicitantes, como las mujeres solteras, a pesar de que tales objeciones abren la puerta a los prejuicios y a la discriminación. Sin embargo, tales llamamientos a la conciencia no absuelven a los objetores de la obligación de derivar a estos pacientes a otro profesional o clínica (De Wert et al., 2014; ESHRE Task Force on Ethics and Law et al., 2011)

Las objeciones pueden ser en parte deontológicas y en parte consecuencialistas.
Las objeciones deontológicas serían aquellas que afirman que este tipo de prácticas son antinaturales y que no se pueden conciliar/combinar con los objetivos de la medicina. La crítica consecuencialista se centraría en los presuntos daños que pueden surgir tanto para el futuro el niño como para la sociedad en general en el caso de que se realice este tipo de prácticas a familias consideradas "no convencionales", como las formadas por mujeres solteras. La pregunta radica en si estas objeciones son válidas y, en caso afirmativo, si este derecho puede estar por encima del derecho individual (autonomía) de las personas y del derecho a la reproducción, teniendo en cuenta el peso que se debe dar a autonomía reproductiva del solicitante (De Wert et al., 2014)

La desobediencia civil de los profesionales médicos es una segunda dimensión, aunque a menudo ignorada, de la autonomía profesional. Esta dimensión es relevante en el contexto de las TRA de mujeres solteras, ya que, como se ha visto, muchos países prohíben la reproducción asistida en situaciones de familias "no convencionales". En estos casos, condiciones comúnmente aceptadas de desobediencia civil moralmente aceptables incluyen una violación no violenta de la ley, la existencia de una buena causa desde el punto de vista moral (en el caso actual la desobediencia significaría protestar contra una injusticia básica), y un compromiso de cambiar una ley o política para mejorar la sociedad. Si se cumplen estas condiciones, los médicos tendrían el derecho moral de participar en la desobediencia civil, como algunos médicos lo hicieron en el pasado, por ejemplo, con el fin de ayudar a mujeres a tener una interrupción del embarazo en los países donde esto era todavía está prohibido (De Wert et al., 2014)

6.2 PRINCIPIO DE BENEFICENCIA Y NO-MALEFICIENCIA

Respecto al principio de beneficencia, en primer lugar, cabe recalcar que los solicitantes de este tipo de técnicas generalmente se benefician del hecho de poder concebir un hijo. Sin embargo, existen preocupaciones con respecto a los posibles riesgos (médicos

y/o psicosociales) que pueden acontecer como respuesta al empleo de estas TRA para las diversas partes involucradas (especialmente los niños) en casos de familias "no convencionales" como las formadas por mujeres solteras, y los riesgos que puede suponer para la sociedad en su conjunto.
Esto plantea la cuestión de si estos riesgos y preocupaciones constituyen una buena, y convincente, razón para negar la reproducción asistida —y la preservación de la fertilidad— en estas situaciones (De Wert et al., 2014; ESHRE Task Force on Ethics and Law et al., 2008)

A menudo se argumenta que los médicos deben utilizar sus habilidades profesionales en beneficio del paciente sólo si hay una indicación médica para intervenir. Este argumento, al menos implícitamente, se refiere a los objetivos tradicionales de la medicina: la prevención de enfermedades, curar a los enfermos y cuidar a las personas que no pueden ser curadas. La implicación de este punto de vista para el contexto de la reproducción asistida sería que los médicos deben ofrecer reproducción asistida sólo en caso de sub- o infertilidad (o riesgos genéticos). El dilema se plantearía entonces en los casos de familias "no convencionales", como las mujeres solteras, en los que el TRA no se aplica como una mejora de la salud reproductiva. Como consecuencia, la reproducción asistida empleada en las situaciones actuales consideradas como "no convencionales", como es el caso de las mujeres solteras que deciden someterse en solitario a recibir TRA con la ayuda de un donante para poder ser madres sería, en principio, problemática e injustificada. (De Wert et al., 2014; ESHRE Task Force on Ethics and Law including et al., 2007)

Por otro lado, surge el debate respecto a los riesgos para el niño (futuro). Este debate se refiere principalmente a los riesgos psicosociales que supone para el niño el crecer en un entorno familiar no ideal (no le aportaría beneficio). Con respecto a las llamadas familias formadas por mujeres (mujeres solteras, parejas de mujeres homosexuales), los críticos temen que la ausencia de un padre conlleve efectos perjudiciales para el desarrollo psicológico del niño (ESHRE Task Force on Ethics and Law including et al., 2007) Sin embargo, en ocasiones, la calidad de las relaciones familiares influye de una manera más directa que la forma en que se forma la familia. Este concepto nace a raíz de la modificación de la Ley Británica de Fertilización humana y Embriología (2008) y de la cláusula "bienestar del niño" dentro del Código de la Autoridad sobre Práctica de Fertilización Humana y Embriología, donde se sustituyó la frase: "la necesidad de un padre para el niño" por "necesidad de una crianza con apoyo". La Sociedad Europea de Reproducción Humana y Embriología (ESRHE) recomienda la evaluación, a través de la herramienta "riesgo alto de daño severo", de cualquier posible riesgo para los futuros niños (ESHRE Task Force on Ethics and Law including et al., 2007)

Además, dentro del principio de la beneficencia, se podrían considerar los riesgos existentes para los propios solicitantes. Este tipo de riesgo tiene también en cuenta los riesgos médicos de las propias personas sometidas a TRA y a los posibles colaboradores.

Los críticos también advierten de un tercer posible riesgo: riesgo de daño a la sociedad en su conjunto. Este riesgo, sin embargo, a menudo sigue sin especificarse. Podría ser más una crítica religiosa relacionada con la alteración de la familia tradicional. Aquí podríamos encontrarnos con una objeción deontológica disfrazada en una objeción consecuencialista (De Wert et al., 2014; ESHRE Task Force on Ethics and Law et al., 2011).

6.3 PRINCIPIO DE JUSTICIA

De acuerdo con el principio de justicia formal, los casos similares deben ser tratados de manera similar. En este sentido, un tratamiento diferenciado sólo se justificaría si hay una diferencia moralmente relevante entre los casos en cuestión.

Por ejemplo, si se acepta el 'riesgo alto de daño severo" como norma para la evaluación de los riesgos de futuro niño, y, por lo tanto, para dar o denegar el acceso a las técnicas de reproducción asistida, se debe utilizar siempre este criterio, tanto para solicitudes de familias convencionales como para las familias no convencionales. Un uso más restrictivo de evaluación para aquellas personas que formarían familias no convencionales, como el caso de madres solteras, implicaría un atentado contra este principio de justicia (Calhaz-Jorge et al., 2020; De Wert et al., 2014; Nuñez, 2017)

CAPÍTULO 7.

ANÁLISIS DEL ENTORNO GEOGRÁFICO Y PARTICULARIDADES DE LOS DIFERENTES PAÍSES.

En general, las técnicas de reproducción asistida (TRA) han abierto innumerables interrogantes éticos distintos de los planteamientos religiosos o legales, que se han intentado abordar mediante la elaboración de distintas guías de actuación ética y recomendaciones por parte de sociedades científicas en diversos países, como el Código Ético que elaboró el Grupo de Ética y Buena Práctica Clínica en el seno de la Sociedad Española de Fertilidad o el grupo de interés en Ética y Ley de la Sociedad Europea de Reproducción Humana (ESHRE) (De Wert et al., 2014; ESHRE Task Force on Ethics and Law et al., 2008; ESHRE Task Force on Ethics and Law including et al., 2007; Nuñez, 2017; Pennings et al., 2008). Según Nuñez, (2017) no existen expertos bioeticistas dentro de estos grupos, y la concienciación sobre los problemas y conflictos éticos que se derivan de las técnicas dentro de los profesionales es muy limitada.

Teniendo en cuenta el país de origen de los estudios, se evidencia un sesgo hacia la ideología occidental, por lo que el análisis no es representativo de mujeres solteras de otras sociedades. Sin embargo, sí que representa a la mayoría de mujeres solteras que acceden a TRA puesto que, a nivel mundial, Europa tiene el mayor número de TRA. En 2005, el año más reciente para el que se dispone de datos mundiales, el 56% de las aspirantes a TRA se encontraban en Europa, el 23% en Asia y el 15% en América del Norte (Zegers-Hochschild et al.2014).

De los países europeos cuyos artículos figuran en esta revisión, Reino Unido, Dinamarca, Países Bajos, Suecia y España permiten las TRA en mujeres solteras, mientras que Noruega las prohíbe. En cambio, EE.UU. tiene una política de no regulación, donde los problemas se resuelven mediante la jurisprudencia o directrices voluntarias y no a través de legislación preexistente. Otros países como Israel o Australia, también tienen regulación relativa a madres solteras (Kelly, 2018; Prag & Mills, 2017; Volgsten & Schmidt, 2019; Weissenberg & Landau, 2012)

En este contexto, la literatura revisada, mayoritariamente de países europeos donde el acceso a las TRA está aceptado para madres solteras, demuestra que existen muchas similitudes en las mujeres solteras incluidas en los diferentes trabajos respecto a las características sociodemográficas y las motivaciones. Sin embargo, las actitudes de estas mujeres respecto a sus experiencias vividas, respecto al anonimato del donante o respecto a la revelación de orígenes a sus hijos son más variables.

CAPÍTULO 8.

ANÁLISIS DEL ENTORNO SOCIAL Y CARACTERÍSTICAS DEMOGRÁFICAS DE LAS MUJERES SOLTERAS.

A diferencia de las madres solteras que crían a sus hijos como consecuencia de un embarazo no planeado o a las madres solteras que se convierten en madres a través de un embarazo natural o a través de la adopción, existe un subgrupo distinto de madres solteras que, debido al fuerte deseo de tener un hijo, deciden tomar la decisión de hacerlo ayudadas por las tecnologías de reproducción asistida mediante IAD o FIV con donación de gametos (Weissenberg et al., 2007). Los cambios sociales de los últimos años han influido enormemente en el aumento de la maternidad en solitario a través de estas tecnologías. Concretamente, en España, este tipo de tratamientos aumenta un 20% cada año (Nuñez, 2017).

En primer lugar, lo que diferencia a este subgrupo de otras madres solteras es que el niño está genéticamente relacionado con la madre, pero no tiene un padre social o genético conocido (Golombok, 2005). Esto puede plantear desafíos ya que dependiendo del entorno sociocultural y religioso en el que nos encontremos, el énfasis en la importancia de la biología puede variar. Así, en el caso de la comunidad judía, por ejemplo, el hecho de que un niño sea el resultado de la donación de un óvulo donante no judío puede significar la exclusión de la mujer de su comunidad religiosa. Además, para las mujeres de estas comunidades también es importante que el donante masculino sea judío a pesar de que el Código de Derecho Judío establece que un hijo de una madre judía es judío, independientemente del linaje del padre. De hecho, los puntos de vista de estas madres pueden influir en la importancia que sus hijos atribuyen a la genética en relación con su identidad judía (Bravo-Moreno, 2019).

En segundo lugar, según se ha podido comprobar en los diferentes estudios analizados, este subgrupo de madres suele estar en sus entrados 30 años, tienen estudios universitarios, presentan buena situación profesional con trabajos a tiempo completo y tienen una situación financiera estable por lo que no se asemejan al perfil de madre soltera más pobre y de clase trabajadora (Bravo-Moreno, 2019; Garcia et al., 2020; Landau et al., 2008; Volgsten & Schmidt, 2019; Weissenberg et al., 2007) Únicamente la edad media reportada por Weisseberg et al. (2007) o Landau et al. (2008) es algo mayor que la reportada por otros autores (43 y 46 años respectivamente), probablemente debido a que las mujeres solteras de su estudio se sometieron a un TRA con donación tanto de ovocitos como de semen, al no disponer de óvulos propios debido a una mala calidad del óvulo, cirugía, quimioterapia o por causas genéticas (Bos & van Balen, 2010).

Varios de los estudios incluidos en esta revisión concluyen que esta situación favorable en el contexto social, de las familias monoparentales, es más importante para el buen funcionamiento familiar que la ausencia de un padre en sí mismo (Garcia et al., 2020; Jadva et al., 2009; Landau et al., 2008; Murray & Golombok, 2005; Salomon et al., 2015; Volgsten & Schmidt, 2019). A pesar de esta situación social y financiera, en muchos casos se desafía el principio de justicia, que persigue un trato equitativo y no discriminatorio, ya que como han reportado algunos autores (Präg P., Mills M.C., 2017; Calhaz-Jorge, 2020), las opciones de financiación por parte de fondos públicos en algunos países se limitan a subsidiar a las personas que nunca han tenido hijos o que son socialmente y económicamente estables y muchos comprenden exclusiones de edad o de situación civil. En Europa, según los datos basados en un informe de 2009 de la ESHRE, de los 13 países estudiados, Austria, Alemania, Francia, Italia, Portugal y Suecia no incluían financiación para mujeres solteras y sólo financiaban los TRA bajo indicación médica (Berg Brigham, Cadier, & Chevreul, 2013). Sin embargo, tal y como se ha podido comprobar en el presente trabajo, las legislaciones van cambiando y, por ejemplo, en el estudio publicado en 2019 sobre mujeres solteras suecas habla de la legalidad y del acceso con fondos públicos a TRA desde el cambio legislativo en 2016 (Volgsten & Schmidt, 2019). Por otro lado, países como Albania, Alemania, Latvia, Grecia, Suecia o Turquía son los más restrictivos con respecto a la edad, no permitiendo los tratamientos a mujeres mayores de 39 años (Calhaz-Jorge et al., 2020). En este sentido, de los artículos revisados, el mismo artículo sueco habla en su estudio de una edad media de las mujeres que accede a TRA de 35 años (menos que la legal permitida para acceder a TRA) (Volgsten & Schmidt, 2019). Del resto de países mencionados no se ha encontrado ningún estudio.

El alto nivel educativo entre las madres solteras por elección reportado por los diferentes autores (Bravo-Moreno, 2019; Jadva et al., 2009; Salomon et al., 2015; Volgsten, 2019) hace que estas mujeres estén mejor informadas sobre la opción de acceder a la maternidad a través de TRA y sobre los derechos reproductivos. Por ejemplo, en países como Suecia, España o Reino Unido, las mujeres acceden a sitios web y foros específicos para mujeres solteras donde se proporciona todo tipo de información relacionada con TRA y con la legislación específica de cada país (Bravo-Moreno, 2019; Salomon et al., 2015).

Otra característica que presentan estas mujeres es que tienen la voluntad de poner en marcha, de manera planeada, un proyecto familiar en solitario, a pesar de que la gran mayoría han crecido en entornos familiares "convencionales" y muchas de ellas habían tenido relaciones de pareja estables durante largos períodos de tiempo (Jadva et al., 2009; Jociles & Rivas, 2009; Salomon et al., 2015; Volgsten & Schmidt, 2019; Weissenberg et al., 2007) a una edad, en promedio, varios años mayor que las madres con pareja.

Contrariamente a la opinión de que las madres solteras por elección son incapaces de formar relaciones íntimas con los hombres, los diferentes autores han comprobado que la mayoría había estado en relaciones a largo plazo en el pasado, pero en lugar de tener un hijo con la pareja "equivocada", habían elegido tener un hijo en solitario (Javda, 2009b). Además, lo hacen de manera deliberada puesto que antes de tomar la decisión de ser madres, la mayor parte ha pasado entre uno y cuatro años solteras (Garcia et al., 2020; Salomon et al., 2015; Volgsten & Schmidt, 2019). Este hecho probablemente tiene su explicación en que las nuevas posibilidades reproductivas han dado origen a las ideas de "autonomía de la reproducción" y de "libertad reproductiva" sea cual sea la situación de la mujer en el momento de tomar la decisión (Trevizo, 2014). Aquí entran en conflicto dos posturas, la postura conservadora anunciada por León Kass (citado por Trevizo, 2014) para el que la procreación humana no es una simple actividad de nuestra voluntad racional, sino que forma parte de algo más completo al comprometer la forma corporal, erótica, espiritual y racional; y la postura liberal, apoyada por filósofos como John Harris o bioeticistas como Charlesworth, que se enfoca en la decisión de los individuos, en las virtudes de la libertad reproductiva, en el proyecto individual o de pareja, defendiendo un acceso justo a las nuevas formas de reproducción y que se elimine cualquier restricción en su acceso, como, por ejemplo, a mujeres solteras. Dicha posición sostiene también que la gente que ejercita su autonomía y derecho a la libertad de procreación utilizando formas alternativas no debería estar en una posición peor o en desventaja respecto de los matrimonios tradicionales. Esta postura liberal apela, por tanto, al libre ejercicio de las personas para formar una familia (sea del tipo que sea) y el derecho reproductivo de mujeres y hombres, sin importar cuál sea su preferencia sexual (Trevizo, 2014).

8.1 MOTIVACIONES Y EXPERIENCIAS VIVIDAS.

Los estudios analizados en la presente revisión demuestran que las mujeres solteras que se someten a TRA tienen una larga historia de deseo de maternidad, valoran mucho más tener hijos que tener pareja y toman la decisión basándose en su autonomía (Garcia et al., 2020; Jadva et al., 2009; Murray & Golombok, 2005). La motivación principal encontrada en todos los trabajos parece ser el fuerte deseo de ser madre, independientemente del estatus social en el que se encuentre la mujer (Jociles & Rivas, 2010; Landau et al., 2008; Rivas et al., 2011). Además, muchas de ellas tienen un gran interés por que se reconozca su proyecto familiar como un modelo diferente al de otras familias monoparentales. En su deseo de reclamar "normalidad" para su opción familiar, han llegado incluso a proponer un nuevo término, el de "familia marental" (Jociles & Rivas, 2009)

A pesar de estas ideas de autodeterminación y libertad reproductiva, en la presente revisión, varios autores coinciden en que para muchas de estas mujeres tener un hijo en solitario a través de TRA no ha sido su elección preferida, sino un "plan B", una necesidad ante el inminente deseo de ser madres y no tener pareja en el momento de tomar la decisión (Garcia et al., 2020; Murray & Golombok, 2005; Murray & Golombok, 2005; Salomon et al., 2015). De hecho, según algunos autores, las madres solteras por elección no reniegan de la familia tradicional y una gran mayoría incluso desearían tener pareja en el futuro (Murray & Golombok, 2005; Salomon et al., 2015; Weissenberg et al., 2007).

Por otro lado, aunque la decisión de tener hijos pueda sostenerse sólidamente con el principio de autonomía, se desafía el principio de justicia, cuando el ejercicio de tal derecho genera inconvenientes en la distribución de recursos limitados, lo que hace que a nivel estatal estos tratamientos se incluyan para unos sí y para otros (con fondos públicos). También se desafía el principio de justicia cuando existen prioridades establecidas dentro de una política sanitaria, lo que da lugar a un acceso desigual a los diferentes tipos familiares (De Wert et al., 2014; ESHRE Task Force on Ethics and Law et al., 2008; Mladovsky & Sorenson, 2010; Nuñez, 2017)
A pesar de que se han encontrado pocos estudios de investigación al respecto, se sabe que la legislación que regula estas técnicas en mujeres solteras varía mucho entre los diferentes países (Asplund, 2020; Calhaz-Jorge et al., 2020). Esto supone un desafío al generar un acceso no equitativo e injusto a los servicios, en función del país de origen de la mujer. Y, además, promueve realizar acciones enfocadas a evadir las leyes del país de origen, viajando a otros países más permisivos para conseguir su fin, lo que se conoce como turismo reproductivo (Pennings et al., 2008). Países europeos menos restrictivos en materia legislativa respecto a mujeres solteras, como España, donde se

permite incluso la ovodonación y la donación es anónima o Dinamarca, donde la donación es también anónima y posee el mayor banco de esperma (Cryos International), se convierten en los líderes de este tipo de turismo, que acoge a mujeres solteras de todas las nacionalidades, sobre todo de países vecinos como Francia, Italia o Noruega, donde estas mujeres tienen restringido el acceso (Calhaz-Jorge et al., 2020; Jacobsen et al., 2020) o incluso de países más lejanos como China, donde la propia cultura es muy restrictiva al respecto. De todas formas, al menos en Europa, la legislación de los diferentes países y la regulación por parte del Consejo de Europa se va haciendo cada vez menos restrictiva hasta el punto de que Francia está en proceso de debate de un proyecto de ley para permitir el acceso a mujeres solteras y en Noruega, a partir de enero de 2021, se permitirá el acceso también a mujeres solteras, aunque no podrán recibir óvulos de donante. Los únicos artículos encontrados en el presente trabajo de países en los que está prohibido por ley el acceso a madres solteras son, precisamente, los de Jacobsen et al. sobre mujeres noruegas (Jacobsen & Dahl, 2017; Jacobsen et al., 2020). En sus trabajos analizan las experiencias de estas mujeres que tuvieron que viajar a países vecinos, principalmente Suecia y Dinamarca, para hacerse los tratamientos.

En el trabajo de Jociles y Rivas (2009), realizado en España, donde sí está permitido el acceso a mujeres solteras, las entrevistadas mencionan principalmente dos hechos que suponen, desde su punto de vista, un trato diferencial hacia ellas. Uno es la exigencia por algunas clínicas de que las mujeres solteras se sometan, previamente a los tratamientos, a una prueba psicológica y el otro consiste en que la Seguridad Social, al contrario de lo que sucede con las parejas que tienen problemas reproductivos, no les sufrague estos tratamientos. En otros países como Suecia, también las mujeres solteras han de justificar su estabilidad socioeconómica, para poder acceder a TRA a través del programa nacional de salud (Volgsten, 2019). Estas mujeres reciben este trato diferencial como "discriminación" ya que bajo este trato se ampara la idea que las técnicas de reproducción asistida constituyen "una necesidad" en el caso de las parejas con problemas reproductivos, mientras que no lo son, o constituyen "un capricho" o "un lujo" en las mujeres que emprenden sus proyectos familiares en solitario. Así, tanto las instituciones como la sociedad las trata como "familias de segunda categoría", sin los derechos ni la misma consideración que el resto de los modelos familiares (Jacobsen & Dahl, 2017; Jacobsen et al., 2020; Jociles & Rivas, 2009)

Otro tema de gran relevancia planteado en los estudios analizados es el de las vías de acceso a la maternidad. En palabras de Jociles y Rivas (2010) ¿Cuáles son las razones que alegan las madres solteras por elección para seguir la vía de la fecundación

asistida? Solo dos autores abordaron este planteamiento (Jociles & Rivas, 2010; Murray & Golombok, 2005) y están de acuerdo en que las razones están relacionadas con una preferencia por la reproducción biológica sobre la adoptiva, y con la posibilidad de evitar, al mismo tiempo, las dificultades (ideológicas, sociales y morales) derivadas de mantener, siendo solteras, relaciones sexuales orientadas expresamente a ser madres. Estas mujeres conciben el vínculo materno-filial como producto de una relación que se establece mediante la transmisión genética. Una concepción de esta índole conecta con paradigmas biologicistas del parentesco, en el que "la sangre" es el lazo primordial entre los individuos. Según este perfil de mujeres, la filiación adoptiva entraría dentro de los "parientes ficticios", "cuasi-parientes" o "pseudoparientes" (Jociles & Rivas, 2010)
Un conflicto ético que aparece respecto a las vías de acceso a la maternidad por parte de estas mujeres es el acceso a través del "engaño" o la opción del "donante conocido". Este segundo término sólo tiene cabida en países donde, como en España, no existe la opción de donante "no anónimo". Se emplea este término al hecho de mantener relaciones sexuales ex-profeso con alguien con quien se pacta, de manera más o menos exhaustiva, los términos del vínculo futuro entre el "donante" y el niño nacido de esas relaciones (Jociles & Rivas, 2010). El conflicto ético viene dado por la declaración (o no) por parte de la mujer de la intención de concebir, con la consiguiente negociación de pactos que dejen claras las responsabilidades y los roles de cada progenitor (Jociles & Rivas, 2010). Así, mientras que la vía del "donante conocido" tiene cabida entre las mujeres solteras por elección y goza de legitimidad entre ellas, no ocurre lo mismo con "el engaño". Cuando media esta situación, el genitor ya no es considerado "donante", sino alguien al que se "engaña" para engendrar a un hijo sin contar con su consentimiento (Jociles & Rivas, 2010; Murray & Golombok, 2005). Esto es algo considerado ética y moralmente inadecuado e injustificado por lo que entraña instrumentalizar a otra persona y no respeta varios de los principios básicos como la autonomía y libertad de decisión por parte del otro genitor o el de beneficencia y la no maleficiencia hacia su persona.

Respecto al acceso a la maternidad a través de TRA con donación, en esta revisión se encontraron una gran diversidad de opiniones relativas a la figura del donante y a los deseos de saber información sobre él. Algunos autores (Landau et al., 2008; Landau & Weissenberg, 2010) encontraron que las mujeres tenían ciertas preocupaciones relacionadas con la salud física y mental del donante. Sin embargo, otros autores han revelado que un alto porcentaje de las mujeres prefieren no conocer su identidad (Jadva et al., 2009; Volgsten & Schmidt, 2019). La representación del donante como una figura "presente" o "ausente" en sus narrativas familiares, se debe a la importancia que algunas mujeres dan a la genética. Para algunas mujeres, las conexiones genéticas entre el donante y el niño se entienden como significativamente relevantes, mientras que otras consideran la contribución del donante insignificante (Zadeh et al., 2016). De esta reflexión surge la relacionada con los donantes de gametos a los que hay que tener en cuenta como uno de los agentes morales implicados en el proceso (Nuñez, 2017). La acción de donación se rige bajo el principio bioético de beneficencia, que trata de producir el máximo bien posible a las personas. Sin embargo, conviene tener en cuenta que el proceso de donación, en tanto que implica riesgos y potenciales daños para los donantes, debe ser objeto de mucho cuidado, y estar amparado por las acciones de los profesionales respetando el principio de la no maleficencia y garantizando el ejercicio adecuado de los mínimos exigibles. En ningún caso, puede anteponerse el bien esperado para otros a la protección de los donantes (Nuñez, 2017) A partir de esa idea podrían entrar en conflicto varios principios, el beneficio para el donante y el respeto por su autonomía y anonimato, el beneficio para la receptora y su derecho a conocer datos relacionados con el donante y los derechos del niño a conocer sus orígenes. En este sentido, países como Reino Unido, Países Bajos, Suiza, Suecia, Alemania, Austria, Noruega, Portugal, Nueva Zelanda, Australia occidental y el estado de Victoria, Islandia o Estados Unidos ya se han inclinado al respecto primando el derecho del niño a conocer su origen y a que sepan los datos del donante. Pero, como se ha visto en líneas anteriores, no todas las mujeres desean saber la identidad del donante (Zadeh et al., 2016). De hecho, por ejemplo, en Suiza donde no existe el anonimato del donante, algunas de las mujeres que no quieren saber su identidad, viajan a Dinamarca a hacerse el TRA, donde sí existe anonimato, contribuyendo así también al ya mencionado turismo reproductivo (Asplund, 2020; Pennings et al., 2008). En España, al igual que en Dinamarca, como se ha comentado previamente, sigue primando el respeto por la autonomía y por el anonimato del donante, aunque un informe reciente del Comité de Bioética de España, publicado el 15 de enero de 2020, propone también modificar la ley vigente y eliminar el anonimato en nuestro país (Comité de Bioética de España, 2020). Debe recordarse que la acción de donación es totalmente legítima si se asegura la voluntariedad y la libertad en el acto de donación ya que no hay beneficio directo para el donante, tan sólo el bien que inspira la acción, unido a la decisión libre de realizarla (Nuñez, 2017).

CAPÍTULO 9.

ANÁLISIS PSICOLÓGICO DE LA FIGURA MATERNA Y DEL BIENESTAR DEL NIÑO.

La preocupación por los niños nacidos de madres solteras por elección se basa en investigaciones que muestran resultados psicológicos negativos para los niños criados por madres solteras tras el divorcio (Amato, 2001; Amato, 2005; Golombok et al., 1997; Golombok, 2005; Golombok & Badger, 2010). Aunque los niños de estas familias no han estado expuestos a los factores de riesgo asociados con la ruptura de una relación parental, las madres solteras por elección pueden experimentar otros factores que podrían afectar negativamente su comportamiento ante la crianza. Podrían ser más vulnerables a la desaprobación de la familia, los amigos y a la sociedad en general (Golombok et al., 1996; Golombok et al., 2002; Golombok & Badger, 2010; Golombok et al., 2013; Murray & Golombok, 2005). Además, también se ha planteado que la falta de una pareja podría afectar negativamente la capacidad de crianza de las madres e ir en contra del bienestar del niño (Amato, 2001; Amato, 2005; De Wert et al., 2014; ESHRE Task Force on Ethics and Law including et al., 2007)

Sin embargo, según se ha visto en este trabajo, a diferencia de las madres divorciadas, las madres solteras por elección responden a otro perfil. En primer lugar, cabe destacar que estas mujeres invierten mucha energía, tiempo y dinero para lograr el embarazo, para dar a luz en solitario y para afrontar la maternidad (Landau et al., 2008)

Desde un punto de vista psicológico y atendiendo al principio de bienestar del niño, como máximo principio de beneficencia hacia su persona, podrían existir diferencias entre los niños que crecen con una madre soltera y los que presentan una figura paterna en su entorno diario (ESHRE Task Force on Ethics and Law including et al., 2007). Como se ha visto en los diferentes estudios, la mayoría de las mujeres solteras están de acuerdo en que es muy importante tener suficiente energía y, además, un apoyo familiar y social suficiente, para afrontar de manera más llevadera la maternidad (Salomon et al., 2015) y muchas de ellas sí disponen de suficiente apoyo (Garcia et al., 2020; Golombok et al., 2016; Jadva et al., 2009). Aún así, como apuntan algunos autores, muchos críticos ven como un riesgo para el niño un entorno familiar no "ideal" de abuelos ancianos y madres solteras trabajadoras (Weissenberg et al., 2007)

En contra de estas preocupaciones, los resultados de varios estudios (Golombok et al., 2016; Murray & Golombok, 2005; Weissenberg et al., 2007) afirman que las madres solteras no experimentan mayores dificultades durante el primer año de vida de su hijo respecto a las mujeres en pareja. Son financieramente estables y sus hijos no han estado expuestos a conflictos parentales o trastornos familiares (Golombok et al., 2016). De hecho, según estos y otros autores (Golombok et al., 2016; Weissenberg et al., 2007) el nivel de bienestar psicológico y adaptación a la maternidad no es menor al de las madres en pareja, ni tampoco son más propensas a reportar el estrés asociado con la crianza o los síntomas de ansiedad o depresión. Por lo tanto, los niños están bien adaptados, tanto social como emocionalmente y presentan mejores competencias con resultados respaldados por los datos escolares obtenidos y por evaluaciones estandarizadas como la "Child and Adolescent Functioning and Environment Schedule (Murray, 2005b) o el "Strengh and Difficulties Questionnaire" (Golombok et al., 2016). De acuerdo con varios autores, parece que la falta de un padre no está asociada con problemas psicológicos en los niños ni con un riesgo severo de daño para ellos (Jadva et al., 2009; Malmquist et al., 2019; Murray & Golombok, 2005; Schrijvers et al., 2019) La pregunta entonces surge de por qué un tipo de familia (la formada por madres solteras) se compara rutinariamente con otro tipo de familia (la nuclear biológica) considerada como el "gold estándar" sin plantear preguntas sobre la variedad y complejidad de cada tipo de familia, y sin respetar, por supuesto, otros principios como el de justicia (Bravo-Moreno, 2019).

CAPÍTULO 10.

ANÁLISIS, CAUSAS Y ESTRATEGIAS EN LA REVELACIÓN DE ORÍGENES.

10.1 CAUSAS Y MOTIVOS QUE INFLUYEN EN LA REVELACIÓN.

Otro de los temas de debate dentro de las TRA con donación de gametos, es la **revelación de los orígenes**, o el derecho de los niños a conocer su origen biológico. Se ha sugerido que el interés por conocer información relativa a los donantes puede estar ligado a las intenciones de los diferentes tipos de familias a informar a sus hijos sobre su concepción (Freeman et al., 2016; Landau et al., 2008; Landau & Weissenberg, 2010; Murray & Golombok, 2005; Scheib et al., 2003). Es por ello por lo que la decisión de recibir gametos de donante conocido o anónimo puede diferir entre los distintos tipos familiares.

Como en el resto de los conflictos éticos, aquí se enfrentan dos posturas en las que prevalece, por un lado, la autonomía de los padres que quieren mantener el secreto y, por tanto, el anonimato y el derecho de los hijos a conocer sus orígenes (Igareda, 2014). En sus comienzos, las TRA funcionaron bajo la lógica del secreto, y si bien esta posición aún se mantiene en España, la tendencia general se orienta hacia una política de apertura y transparencia, sobre todo en los países nórdicos y anglosajones (Nuñez, 2017). El derecho a conocer los orígenes biológicos ha sido reconocido como de suficiente importancia como para ser constitutivo de un derecho humano (Convención de las Naciones Unidas (ONU) sobre los Derechos del Niño en su artículo 7), ya que se considera un elemento esencial del bienestar psíquico de las personas el conocer su procedencia (Igareda, 2014). Ese derecho a conocer a los padres debe ser interpretado en sentido amplio, incluyendo los padres sociales y los biológicos. Sin embargo, como se ha comentado previamente, cuando se abordan las leyes sobre técnicas de reproducción humana asistida y de donación de gametos puede haber variabilidad de interpretaciones. Como se ha explicado, algunos países no permiten el anonimato de los donantes de gametos porque se entiende entraría en colisión con el respeto a conocer los orígenes biológicos, y algunos otros en cambio sí lo hacen, primando entonces el principio de autonomía y de respeto por el donante. La mayoría de los Estados miembros de la Unión Europea han suscrito esta Convención de la ONU, primando el derecho del niño. Tanto es así que desde 1985, Suecia cuenta con una ley que asegura a los hijos el acceso a la identidad del donante; acción seguida por otros países europeos como se ha comentado previamente (Calhaz-Jorge et al., 2020; Igareda, 2014; Malmquist et al., 2019; Volgsten & Schmidt, 2019).

En esta revisión encontramos que, en general, las parejas heterosexuales suelen ser menos propensas que las mujeres solteras y las parejas homosexuales femeninas, a elegir un donante conocido, a querer conocer detalles sobre él y a revelar los datos al niño (Freeman et al., 2016; Murray & Golombok, 2005; Scheib et al., 2003; Schrijvers et al., 2019; Zadeh et al., 2017)

Además, tal y como se ha comprobado en los diferentes estudios analizados, existe una diferencia temporal respecto a la revelación de orígenes y el conocimiento de la propia identidad entre los niños concebidos a través de donación en las familias heterosexuales y los hijos de parejas homosexuales femeninas o de madres solteras, ya que a los primeros se les suele revelar la realidad de sus orígenes genéticos de forma más tardía mientras que a los hijos de madres solteras se les suele revelar desde edades bien tempranas (Freeman et al., 2016; Schrijvers et al., 2019).

Todos los autores coinciden en que las madres solteras prefieren revelar los orígenes al niño porque quieren ser honestas con ellos, no quieren tener secretos entre ellos y lo ven como una progresión natural de lo que tiene que pasar para que los niños crezcan con una visión real de su historia (Freeman et al., 2016; Kelly, 2018; Murray & Golombok, 2005). De hecho, Kelly (2018),en su estudio sobre mujeres solteras australianas, argumenta que la motivación principal de revelación es ante todo porque consideran que el bienestar del niño depende del acceso a su "historia biológica".

Muchos autores recomiendan la divulgación al niño desde el nacimiento y durante la infancia ya que se supone que los niños a los que se les revela información acerca de sus orígenes genéticos durante la infancia experimentan sentimientos más positivos hacia sus padres que aquellos que se enteran durante la adolescencia o ya entrada la edad adulta (Schrijvers et al., 2019). A pesar de esto, estudios como el de Golombok et al (2016) sugieren que la falta de conocimiento sobre la identidad de su padre biológico no tiene un impacto negativo en el bienestar psicológico de niño. Sin embargo, apuntan que la edad media de los niños estudiados fue de sólo 5-12 años y plantea la cuestión de que los hijos de madres solteras por elección pueden empezar a interesarse por su padre biológico en la adolescencia, momento en el cual la ausencia de información sobre su identidad puede producir más problemas de identidad. Este planteamiento concuerda con las ideas que demuestran que la genética tiene poca importancia para los niños más pequeños, especialmente antes de la edad de cinco años como descubrió el psicólogo Jean Piaget en 1929 (citado por Bravo-Moreno, 2019). Por tanto, la preocupación por los parientes biológicos sólo comienza a ser importante para los niños mayores de ocho años.

10.2 ESTRATEGIAS EMPLEADAS PARA LA REVELACIÓN DE LOS ORÍGENES.

Tema aparte, cabe mencionar también que varios de los estudios revisados en el presente trabajo exponen las estrategias que emplean las familias, una vez han tomado la decisión de revelar los orígenes al niño, para contar las historias. Casi todos coinciden en que la elaboración o lectura de cuentos es el método más habitual (Bravo-Moreno, 2019; Jociles-Rubio et al., 2014) apoyado, en ocasiones por medios audiovisuales (Poveda, 2018). La estructura suele estar bien definida y empiezan por hablar del deseo de ser madres y las dificultades encontradas. Después explican la ayuda y el encuentro con el donante o "donador de semillitas" y, por último, hablan del nacimiento del niño (Jociles-Rubio et al., 2014; Landau et al., 2008). Jociles y Rivas (2010) apuntan que la no-explicabilidad de la historia alude a veces también a la "artificialidad" que supone haber concebido a través de TRA, a no tener una explicación del origen del hijo que vaya más allá de las referencias a la manipulación tecnológica del cuerpo de la mujer para poder engendrarlo. Existe por tanto un desafío al que se enfrentan estas madres ya que se piensa que las madres solteras que han acudido a la fecundación asistida no disponen de una historia narrable al hijo porque la suya no pasa de ser una experiencia "fría", compuesta solo de "probetas", "laboratorios" y "bancos de esperma". Los críticos de este tipo de familias argumentarían que estas historias están muy lejos de los relatos románticos sobre "la unión del hombre y la mujer" o de las narraciones cuasi-épicas de algunos procesos de adopción internacional. Sin embargo, según estos autores (Jociles & Rivas, 2010) las madres solteras que han acudido a la fecundación asistida cuentan con una explicación que ofrecerles a sus hijos, narrada de un modo que lo que se enfatiza es precisamente "el amor" que ha acompañado a todo el proceso, y la "generosidad" de un hombre desconocido, el donante, que ha hecho posible sus vidas.

10.3 SENTIMIENTOS ANTE LA REVELACIÓN.

Por último, no podemos olvidar que, además de pensar en los derechos del niño a conocer sus orígenes, se debe de abordar la cuestión sobre los deseos, sentimientos y actitudes que nacen en ellos ante dicha revelación. En este sentido, los artículos revisados reflejan que los sentimientos de los niños ante la revelación pueden ser neutros, mixtos (Freeman et al., 2016; Scheib et al., 2003) o de curiosidad (Jadva et al., 2009) y que, si bien el tipo de familia influye en las actitudes de las madres a revelar o no los orígenes, no existen diferencias respecto a los sentimientos del niño o respecto a su interés hacia el donante (Freeman et al., 2016)

Respecto a las actitudes y sentimientos por el donante y por la ausencia de un padre, los resultados de la revisión son muy heterogéneos. Algunos autores (Freeman et al., 2016; Zadeh et al., 2017; Zadeh et al., 2017) encontraron sentimientos neutros o indiferentes a edades tempranas y medias. Sin embargo, autores como Landau y Weissenberg (2010) o Schrijvers et al. (2019) sí que encontraron actitudes positivas en los niños y sentimientos de curiosidad. De hecho, Landau y Weissenberg (2010) reportaron que todos los niños expresaron su deseo de conocer todo tipo de detalles acerca de su familia biológica e incluso llamaban al donante "padre". Otro estudio (Scheib et al., 2003), por el contrario, encontró que los niños consideraban al donante como una figura diferente a la de un padre y que la mayoría no tenían el sentimiento de que el donante era una persona importante en sus vidas.

Zadeh et al. (2017) investigaron la relación entre las actitudes de los niños hacia el donante y los patrones de apego hacia sus madres encontrando que, en la infancia media, los niños que presentaban mayores valores de seguridad/ autonomía tenían una mayor tendencia a presentar actitudes positivas hacia el donante. Además, reportaron que los niños que presentaban altos niveles de seguridad y tenían un comportamiento autónomo percibían a sus madres como personas fiables y responsables en su cuidado. Otros autores (Scheib et al., 2003) encontraron que, independientemente de la actitud hacia la figura del donante, el impacto de la revelación tanto en el niño como en su relación madre-hijo osciló entre neutra y positiva, sobre todo cuando se le reveló al niño a una edad temprana.

Como se ha argumentado en líneas previas, dicha revelación puede ser el comienzo de una tendencia social hacia una mayor apertura dentro de las familias, apoyada además por la mayor aceptación social de las familias monoparentales formadas por mujeres solteras y al reconocimiento de los beneficios que supone el ser honesto con los niños, para conseguir su bienestar.

CAPÍTULO 11.

DISPOSICIONES FINALES

Una de las principales fortalezas del presente trabajo es la recolección de información sistemática relacionada con el acceso de las madres solteras a los tratamientos de reproducción asistida.
Esto ha permitido conocer temas relacionados con las características sociales y demográficas de las madres solteras, como con las motivaciones y experiencias de la madre o con temas relacionados con el bienestar, adaptación del niño o la revelación de sus orígenes. Los resultados del presente trabajo podrían ser utilizados como síntesis de conocimiento empírico para ayudar a identificar problemas éticos y para respaldar la elaboración de pautas éticas en torno a las técnicas de reproducción asistida con donación de gametos, en mujeres solteras.

Como se ha comentado en líneas anteriores, la mayor parte de los estudios están realizados en Europa, muy pocos en EEUU o Australia y, prácticamente ninguno en países de Oriente Medio, Asia o América Latina. Esto lleva a que las conclusiones acerca del perfil de las madres solteras por elección haya que tomarlas con cautela, al no ser representativas de la población general, sino de una determinada área geográfica. Además, incluso dentro de Europa, las legislaciones varían entre países.

Sin embargo, esta heterogeneidad en las regulaciones entre los países europeos nos permite hacer comparaciones que generan importantes conocimientos sobre los antecedentes y resultados del uso de TRA en mujeres solteras, en distintos contextos.

Otra consideración para tener en cuenta es que muchos de los estudios incluidos en nuestra revisión tienen un pequeño tamaño muestral. Además, la población de mujeres bajo estudio no siempre se describió de manera correcta, lo que supone limitaciones a la hora de interpretar los resultados.

Por último, a pesar del aumento de la atención reproductiva transfronteriza, ningún estudio incluido en este trabajo analizó este aspecto, lo que supone una limitación en vista de la tendencia global actual.

La legislación vigente, el marco ético, así como el entorno social y cultural juegan un papel muy importante en el acceso de las mujeres solteras a TRA y sus experiencias. Sería interesante profundizar en el estudio de estos múltiples aspectos para identificar necesidades y promover la calidad de la atención para la madre soltera y el niño concebido.

Una consideración para tener en cuenta es el concepto de los derechos reproductivos dentro del campo de las libertades individuales a nivel internacional. Bajo la idea de tratar la infertilidad "de pareja", la medicina ha encontrado una manera de legitimar el modelo familiar heterosexual. En algunos países, frente a la demanda creciente de mujeres solteras, se crean una serie de regulaciones para excluir discriminatoriamente a estas personas. Sería interesante investigar más acerca de la situación en aquellos países donde todavía no existen datos.

Por último, las TRA en mujeres solteras generan un conjunto de debates que incluyen temas como la titularidad de los derechos reproductivos. En el caso de que sean personas diferentes, ¿la maternidad le corresponde a la mujer que aporta el óvulo, la que lleva la gestación en su cuerpo o la que se ocupa de la crianza?

El tratamiento racional de los problemas de fertilidad se debe basar en la aplicación de las diferentes técnicas de reproducción asistida, seleccionando la más idónea para cada persona mediante la valoración de sus características individuales. Se han de sopesar las ventajas e inconvenientes de aplicar dicha técnica y se deben analizar las variables en términos de eficacia y seguridad. Se deben además respetar los principios bioéticos para que el profesional responsable encargado de valorar con propiedad las circunstancias, sea capaz de individualizar el tratamiento que deba ser aplicado considerándose siempre el principio de autonomía del paciente y el de bienestar del niño.

Los resultados de la revisión resaltan la necesidad de elaborar guías que estén basadas en la evidencia y que proporcionen pautas éticas para el tratamiento de reproducción asistida en mujeres solteras y para el desarrollo de un asesoramiento psicosocial consistente para este nuevo modelo de familia.

BIBLIOGRAFÍA

Amato, P. R. (2001). Children of divorce in the 1990s: An update of the amato and keith (1991) meta-analysis. *Journal of Family Psychology : JFP : Journal of the Division of Family Psychology of the American Psychological Association (Division 43), 15*(3), 355-370. doi:10.1037//0893-3200.15.3.355 [doi]

Amato, P. R. (2005). The impact of family formation change on the cognitive, social, and emotional well-being of the next generation. *The Future of Children, 15*(2), 75-96. doi:10.1353/foc.2005.0012 [doi]

Amer Soc Reprod Med. (2013). Access to fertility treatment by gays, lesbians, and unmarried persons: A committee opinion. *Fertility and Sterility, 100*(6), 1524-1527. doi:10.1016/j.fertnstert.2013.08.042

Amer Soc Reproductive Med. (2006). Access to fertility treatment by gays, lesbians, and unmarried persons. *Fertility and Sterility, 86*(5), 1333-1335. doi:10.1016/j.fertnstert.2006.08.085

Arranz, E., Oliva, A., Olabarrieta, F., & Antolín, L. (2014). Comparative analysis of new family structures as enhancing contexts of children's psychological development. *Journal for the Study of Education and Development, 4*(33), 503-5013.

Asplund, K. (2020). Use of in vitro fertilization-ethical issues. *Upsala Journal of Medical Sciences, 125*(2), 192-199. doi:10.1080/03009734.2019.1684405 [doi]

Baccino, G. (2012). Reflexiones sobre la maternidad/paternidad en pacientes que recurren a donación de gametos, ¿qué nos revela el secreto? In Nancy Konvalinka (Ed.), *Modos y maneras de hacer familia. las familias tardáis, una modalidad emergente,* (). Madrid: Biblioteca Nueva.

Barnes, M., Roiko, A., Reed, R., Williams, C., & Willcocks, K. (2012). Outcomes for women and infants following assisted conception: Implications for perinatal education, care, and support. *The Journal of Perinatal Education, 21*(1), 18-23. doi:10.1891/1058-1243.21.1.18 [doi]

Berg Brigham, K., Cadier, B., & Chevreul, K. (2013). The diversity of regulation and public financing of IVF in europe and its impact on utilization. *Human Reproduction (Oxford, England), 28*(3), 666-675. doi:10.1093/humrep/des418 [doi]

Bos, H. M., van Balen, F., & van Den Boom, D C. (2004). Experience of parenthood, couple relationship, social support, and child-rearing goals in planned lesbian mother families. *Journal of Child Psychology and Psychiatry, and Allied Disciplines, 45*(4), 755-764. doi:10.1111/j.1469-7610.2004.00269.x [doi]

Bos, H., & van Balen, F. (2010). Children of the new reproductive technologies: Social and genetic parenthood. *Patient Education and Counseling, 81*(3), 429-435. doi:10.1016/j.pec.2010.09.012 [doi]

Bravo-Moreno, A. (2019). Deconstructing "Single" mothers by choice: Transcending blood, genes, and the biological nuclear family? *SAGE Open, 9*(4), 215824401989825. doi:10.1177/2158244019898258

Calhaz-Jorge, C., De Geyter, C. H., Kupka, M. S., Wyns, C., Mocanu, E., Motrenko, T., . . . Goossens, V. (2020). Survey on ART and IUI: Legislation, regulation, funding and registries in european countries: The european IVF-monitoring consortium (EIM) for the european society of human reproduction and embryology (ESHRE). *Human Reproduction Open, 2020*(1), hoz044. doi:10.1093/hropen/hoz044 [doi]

Comité de Bioética de España. (2020). *Informe del comité de bioética de españa sobre el derecho de los hijos nacidos de las técnicas de reproducción humana asistida a conocer sus orígenes biológicos.* ().

Critical appraisal skills programme. (2018). *CASP Qualitative Checklist. [Online] Www.Casp-Uk.Net,*

De Wert, G., Dondorp, W., Shenfield, F., Barri, P., Devroey, P., Diedrich, K., . . . Pennings, G. (2014). ESHRE task force on ethics and law 23: Medically assisted reproduction in singles, lesbian and gay couples, and transsexual peopledagger.

Human Reproduction (Oxford, England), 29(9), 1859-1865. doi:10.1093/humrep/deu183 [doi]

ESHRE Task Force on Ethics and Law including, Pennings, G., de Wert, G., Shenfield, F., Cohen, J., Tarlatzis, B., & Devroey, P. (2007). ESHRE task force on ethics and law 13: The welfare of the child in medically assisted reproduction. *Human Reproduction (Oxford, England), 22*(10), 2585-2588. doi:dem237 [pii]

ESHRE Task Force on Ethics and Law, de Wert, G., Dondorp, W., Pennings, G., Shenfield, F., Devroey, P., . . . Diedrich, K. (2011). Intrafamilial medically assisted reproduction. *Human Reproduction (Oxford, England), 26*(3), 504-509. doi:10.1093/humrep/deq383 [doi]

ESHRE Task Force on Ethics and Law, Pennings, G., de Wert, G., Shenfield, F., Cohen, J., Tarlatzis, B., & Devroey, P. (2008). ESHRE task force on ethics and law 14: Equity of access to assisted reproductive technology. *Human Reproduction (Oxford, England), 23*(4), 772-774. doi:10.1093/humrep/den037 [doi]

Freeman, T., Zadeh, S., Smith, V., & Golombok, S. (2016). Disclosure of sperm donation: A comparison between solo mother and two-parent families with identifiable donors. *Reproductive Biomedicine Online, 33*(5), 592-600. doi:S1472-6483(16)30452-7 [pii]

Garcia, D., Vassena, R., & Rodriguez, A. (2020). Single women and motherhood: Right now or maybe later? *Journal of Psychosomatic Obstetrics and Gynaecology, 41*(1), 69-73. doi:10.1080/0167482X.2019.1669018 [doi]

Goldberg, A. E., & Scheib, J. E. (2015). Female-partnered and single women's contact motivations and experiences with donor-linked families. *Human Reproduction (Oxford, England), 30*(6), 1375-1385. doi:10.1093/humrep/dev077 [doi]

Golombok, S. (2005). Unusual families. *Reproductive Biomedicine Online, 10 Suppl 1*, 9-12. doi:S1472-6483(10)60799-7 [pii]

Golombok, S., & Badger, S. (2010). Children raised in mother-headed families from infancy: A follow-up of children of lesbian and single heterosexual mothers, at early adulthood. *Human Reproduction (Oxford, England), 25*(1), 150-157. doi:10.1093/humrep/dep345 [doi]

Golombok, S., Blake, L., Casey, P., Roman, G., & Jadva, V. (2013). Children born through reproductive donation: A longitudinal study of psychological adjustment. *Journal of Child Psychology and Psychiatry, and Allied Disciplines, 54*(6), 653-660. doi:10.1111/jcpp.12015 [doi]

Golombok, S., Brewaeys, A., Cook, R., Giavazzi, M. T., Guerra, D., Mantovani, A., . . . Dexeus, S. (1996). The european study of assisted reproduction families: Family functioning and child development. *Human Reproduction (Oxford, England), 11*(10), 2324-2331. doi:10.1093/oxfordjournals.humrep.a019098 [doi]

Golombok, S., Brewaeys, A., Giavazzi, M. T., Guerra, D., MacCallum, F., & Rust, J. (2002). The european study of assisted reproduction families: The transition to adolescence. *Human Reproduction (Oxford, England), 17*(3), 830-840. doi:10.1093/humrep/17.3.830 [doi]

Golombok, S., Tasker, F., & Murray, C. (1997). Children raised in fatherless families from infancy: Family relationships and the socioemotional development of children of lesbian and single heterosexual mothers. *Journal of Child Psychology and Psychiatry, and Allied Disciplines, 38*(7), 783-791. doi:10.1111/j.1469-7610.1997.tb01596.x [doi]

Golombok, S., Zadeh, S., Imrie, S., Smith, V., & Freeman, T. (2016). Single mothers by choice: Mother-child relationships and children's psychological adjustment. *Journal of Family Psychology : JFP : Journal of the Division of Family Psychology of the American Psychological Association (Division 43), 30*(4), 409-418. doi:10.1037/fam0000188 [doi]

Güezmes, A. (2010). *Las tecnologías de reproducción asistida*
una aproximación desde la ética y las fugas feministas

Higgins JPT, Savović J, Page MJ, Elbers RG, Sterne JAC. (2019). Chapter 8: Assessing risk of bias in a randomized trial. In En: Higgins JPT, Thomas J,

Chandler J, Cumpston M, Li T, Page MJ, Welch VA (editors) (Ed.), *Cochrane handbook for systematic reviews of interventions version 6.0 (updated july 2019).* () Cochrane.

Igareda, N. (2014). The right to know one´s origins versus the anonymous donation of gametes. *Derechos Y Libertades,* (31), 227-249.

Ilioi, E., Blake, L., Jadva, V., Roman, G., & Golombok, S. (2017). The role of age of disclosure of biological origins in the psychological wellbeing of adolescents conceived by reproductive donation: A longitudinal study from age 1 to age 14. *Journal of Child Psychology and Psychiatry, and Allied Disciplines, 58*(3), 315-324. doi:10.1111/jcpp.12667 [doi]

Indekeu, A., Dierickx, K., Schotsmans, P., Daniels, K. R., Rober, P., & D'Hooghe, T. (2013). Factors contributing to parental decision-making in disclosing donor conception: A systematic review. *Human Reproduction Update, 19*(6), 714-733. doi:10.1093/humupd/dmt018 [doi]

Jacobsen, K. S., & Dahl, B. (2017). More than just a child - solo mothers' maternity care experiences. *Sexual & Reproductive Healthcare : Official Journal of the Swedish Association of Midwives, 12,* 58-63. doi:S1877-5756(16)30174-4 [pii]

Jacobsen, K. S., Vik, E. S., & Dahl, B. (2020). Solo mothers after assisted conception and their experiences with postnatal care. *Journal of Multidisciplinary Healthcare, 13,* 53-61. doi:10.2147/JMDH.S229807

Jadva, V., Badger, S., Morrissette, M., & Golombok, S. (2009). 'Mom by choice, single by life's circumstance...' findings from a large scale survey of the experiences of single mothers by choice. *Human Fertility (Cambridge, England), 12*(4), 175-184. doi:10.3109/14647270903373867 [doi]

Jadva, V., Freeman, T., Kramer, W., & Golombok, S. (2009). The experiences of adolescents and adults conceived by sperm donation: Comparisons by age of disclosure and family type. *Human Reproduction (Oxford, England), 24*(8), 1909-1919. doi:10.1093/humrep/dep110 [doi]

Jociles, M. I., & Rivas, A. (2009). Between empowerment and vulnerability: Single motherhood as SMBC family project through assisted reproduction and international adoption. *Revista De Antropología Social,* (18), 127-170.

Jociles, M. I., & Rivas, A. M. (2010). Is the absence of the father a problem? dissociation of paternity roles among single mothers by choice. *Gazeta De Antropología,* (26)

Jociles-Rubio, M. I., Maria Rivas-Rivas, A., & Poveda-Bicknell, D. (2014). Single-parenthood by choice and disclosing the origins of the offspring born from gamete donation. the case of spain. *Convergencia-Revista De Ciencias Sociales, 21*(65), 65-92.

Kelly, F. (2018). How do single mothers by choice promote the health and wellbeing of their donor-conceived children and what role should law play? *Qut Law Review, 18*(2), 28-43. doi:10.5204/qutlr.v18i2.758

Kelly, F. J., & Dempsey, D. J. (2016). Experiences and motives of australian single mothers by choice who make early contact with their child's donor relatives. *Medical Law Review, 24*(4), 571-590. doi:10.1093/medlaw/fww038

Landau, R., & Weissenberg, R. (2010). Disclosure of donor conception in single-mother families: Views and concerns. *Human Reproduction (Oxford, England), 25*(4), 942-948. doi:10.1093/humrep/deq018 [doi]

Landau, R., Weissenberg, R., & Madgar, I. (2008). A child of "hers": Older single mothers and their children conceived through IVF with both egg and sperm donation. *Fertility and Sterility, 90*(3), 576-583. doi:S0015-0282(07)01535-X [pii]

Maccallum, F., & Golombok, S. (2004). Children raised in fatherless families from infancy: A follow-up of children of lesbian and single heterosexual mothers at early adolescence. *Journal of Child Psychology and Psychiatry, and Allied Disciplines, 45*(8), 1407-1419. doi:JCPP847 [pii]

Malmquist, A., Björnstam, T., & Thunholm, A. (2019). Swedish children of single mothers by choice, and children of heterosexual couples, reflect on child conception and other paths to parenthood. *NORA - Nordic Journal of Feminist and Gender Research, 27*(3), 166-180. doi:10.1080/08038740.2018.1554602

Mladovsky, P., & Sorenson, C. (2010). Public financing of IVF: A review of policy rationales. *Health Care Analysis : HCA : Journal of Health Philosophy and Policy, 18*(2), 113-128. doi:10.1007/s10728-009-0114-3 [doi]

Murray, C., & Golombok, S. (2005a). Going it alone: Solo mothers and their infants conceived by donor insemination. *The American Journal of Orthopsychiatry, 75*(2), 242-253. doi:2005-03636-007 [pii]

Murray, C., & Golombok, S. (2005b). Solo mothers and their donor insemination infants: Follow-up at age 2 years. *Human Reproduction (Oxford, England), 20*(6), 1655-1660. doi:deh823 [pii]

Nandy, A. (2015). Natural mother=real mother? choice and agency among un/natural 'mothers' in india. *Women's Studies International Forum,* , 129-139.

Noyes J, Popay J, Pearson A, Hannes K, Booth A. (2008). Chapter 20: Qualitative research and cochrane reviews. In In: Higgins JPT, Green S (editors). (Ed.), *Cochrane handbook for systematic reviews of interventions. version 5.0.1 [updated september 2008].* (). Available from www.cochrane-handbook.org.: The Cochrane Collaboration, 2008.

Nuñez, R. (2017). Ethical problems in assisted reproduction. *Revista Iberoamericana De Fertilidad, 34*(3), 3-12.

Pennings, G., de Wert, G., Shenfield, F., Cohen, J., Tarlatzis, B., & Devroey, P. (2008). ESHRE task force on ethics and law 15: Cross-border reproductive care. *Human Reproduction (Oxford, England), 23*(10), 2182-2184. doi:10.1093/humrep/den184 [doi]

Peterson, M. M. (2005). Assisted reproductive technologies and equity of access issues. *Journal of Medical Ethics, 31*(5), 280-285. doi:31/5/280 [pii]

Poveda, D., Moscoso, M. F., & Jociles, M. I. (2018). From reflexivity to normalization: Parents and children confronting disclosure in families formed through assisted reproduction involving gamete donation. *Human Organization, 77*, 10-21.

Prag, P., & Mills, M. C. (2017). Cultural determinants influence assisted reproduction usage in europe more than economic and demographic factors. *Human Reproduction (Oxford, England), 32*(11), 2305-2314. doi:10.1093/humrep/dex298 [doi]

Rawe, V. Y., Olmedo, S. B., Nodar, F. N., Doncel, G. D., Acosta, A. A., & Vitullo, A. D. (2000). Cytoskeletal organization defects and abortive activation in human oocytes after IVF and ICSI failure. *Molecular Human Reproduction, 6*(6), 510-516. doi:10.1093/molehr/6.6.510 [doi]

Rivas, A. M., Jociles, M. I., & Moncó, B. (2011). SINGLE MOTHERS BY CHOICE first class citizens and second class mothers? *Revista Internacional De Sociología,* (69), 121-142.

Salomon, M., Sylvest, R., Hansson, H., Nyboe Andersen, A., & Schmidt, L. (2015). Sociodemographic characteristics and attitudes towards motherhood among single women compared with cohabiting women treated with donor semen - a danish multicenter study. *Acta Obstetricia Et Gynecologica Scandinavica, 94*(5), 473-481. doi:10.1111/aogs.12619 [doi]

Salomon, M., Sylvest, R., Hansson, H., Andersen, A. N., & Schmidt, L. (2015). Sociodemographic characteristics and attitudes towards motherhood among single women compared with cohabiting women treated with donor semen - a danish multicenter study. *Acta Obstetricia Et Gynecologica Scandinavica, 94*(5), 473-481. doi:10.1111/aogs.12619

Scheib, J. E., Riordan, M., & Rubin, S. (2003). Choosing identity-release sperm donors: The parents' perspective 13-18 years later. *Human Reproduction, 18*(5), 1115-1127. doi:10.1093/humrep/deg227

Schrijvers, A., Bos, H., van Rooij, F., Gerrits, T., van der Veen, F., Mochtar, M., & Visser, M. (2019). Being a donor-child: Wishes for parental support, peer support and counseling. *Journal of Psychosomatic Obstetrics and Gynaecology, 40*(1), 29-37. doi:10.1080/0167482X.2017.1396313 [doi]

Shamseer, L., Moher, D., Clarke, M., Ghersi, D., Liberati, A., Petticrew, M., . . . PRISMA-P Group. (2015). Preferred reporting items for systematic review and meta-analysis protocols (PRISMA-P) 2015: Elaboration and explanation. *BMJ (Clinical Research Ed.), 350*, g7647. doi:10.1136/bmj.g7647 [doi]

Slutsky, J., Jadva, V., Freeman, T., Persaud, S., Steele, M., Steele, H., . . . Golombok, S. (2016). Integrating donor conception into identity development: Adolescents in fatherless families. *Fertility and Sterility, 106*(1), 202-208. doi:S0015-0282(16)30004-8 [pii]

Smart, C. (2002). From children's shoes to children's voices. *Family Court Review, 40*(3), 307–319.

Sociedad Española de Reproducción Asistida. (2011). *Saber más sobre FERTILIDAD Y REPRODUCCIÓN ASISTIDA*

Trevizo, A. (2014). Dilemas bioéticos en torno a la fertilización in vitro (fiv) y la mujer gestante: Hacia la figura de un consejero reproductivo. *Acta Bioethica, 20*(2), 181-187.

Viloria, T., Garrido, N., Minaya, F., Remohi, J., Munoz, M., & Meseguer, M. (2011). Report of results obtained in 2,934 women using donor sperm: Donor insemination versus in vitro fertilization according to indication. *Fertility and Sterility, 96*(5), 1134-1137. doi:10.1016/j.fertnstert.2011.08.016 [doi]

Volgsten, H., & Schmidt, L. (2019). Motherhood through medically assisted reproduction - characteristics and motivations of swedish single mothers by choice. *Human Fertility (Cambridge, England),* , 1-7. doi:10.1080/14647273.2019.1606457 [doi]

Weinraub, M., Horvath, D. L., & Gringlas, M. B. (2002). Single parenthood. (pp. 109-140). Mahwah, NJ, US: Lawrence Erlbaum Associates Publishers.

Weissenberg, R., & Landau, R. (2012). Are two a family? older single mothers assisted by sperm donation and their children revisited. *The American Journal of Orthopsychiatry, 82*(4), 523-528. doi:10.1111/j.1939-0025.2012.01187.x [doi]

Weissenberg, R., Landau, R., & Madgar, I. (2007). Older single mothers assisted by sperm donation and their children. *Human Reproduction (Oxford, England), 22*(10), 2784-2791. doi:dem250 [pii]

Zadeh, S., Freeman, T., & Golombok, S. (2016a). *Absence or presence? complexities in the donor narratives of single mothers using sperm donation* Oxford University Press / USA. doi:10.1093/humrep/dev275

Zadeh, S., Freeman, T., & Golombok, S. (2016b). Absence or presence? complexities in the donor narratives of single mothers using sperm donation. *Human Reproduction (Oxford, England), 31*(1), 117-124. doi:10.1093/humrep/dev275 [doi]

Zadeh, S., Jones, C. M., Basi, T., & Golombok, S. (2017). Children's thoughts and feelings about their donor and security of attachment to their solo mothers in middle childhood. *Human Reproduction (Oxford, England), 32*(4), 868-875. doi:10.1093/humrep/dex016 [doi]

Zadeh, S., Freeman, T., & Golombok, S. (2017). 'What does donor mean to a Four-Year-Old?': Initial insights into young children's perspectives in solo mother families. *Children & Society, 31*(3), 194-205. doi:10.1111/chso.12181

Zuzuarregui, J. L., Meseguer, M., Garrido, N., Simon, C., Pellicer, A., & Remohi, J. (2004). Parameters affecting the results in a program of artificial insemination with donor sperm. A 12-year retrospective review of more than 1800 cycles. *Journal of Assisted Reproduction and Genetics, 21*(4), 109-118. doi:10.1023/b:jarg.0000029494.55273.a2 [doi]

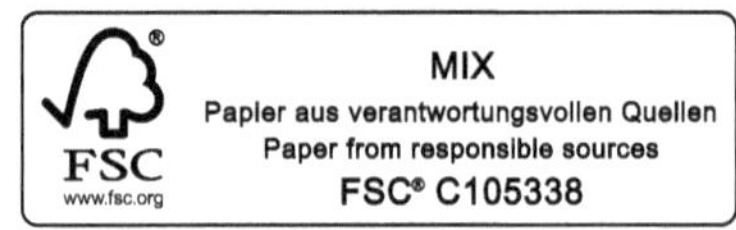

Printed by Books on Demand GmbH, Norderstedt / Germany